生理痛は病気です

邱紅梅

光文社新書

はじめに――「生理痛はあって当たり前」という女性たち

「生理痛があるのは異常です。痛みがあるのが当たり前ではないんですよ」

中国で漢方専門医師として勤務していた私が来日したのは、1989年のこと。その後、東京・原宿の漢方薬局で健康相談を始めて一番驚いたのが、日本女性の生理痛の多さ、そして、それを放置している人がほとんどであることでした。

相談にやってくる女性たちが抱える不調は、冷え性や頭痛、慢性疲労など様々なものがありましたが、圧倒的に多かったのが、生理痛でした。そして、「生理痛はあるのが当たり前。病気じゃないんだから、我慢してやり過ごすもの」――そんな意識を持つ女性たちがほとんどであることに、私は驚きと違和感を持ちながら、日々、相談のカウンターについていました。冒頭の言葉を相談者へかけると、皆さん一様に「え……？」と戸惑ったり、「そうなんですか⁉」と驚いたりするのでした。

女性たちのなかには「ああ……やっぱりそうでしたか」と、安堵《あんど》する方もいました。そういう方は、それまで、「生理痛なんて病気じゃないんだから」とか、「みんな我慢しているのに、あなただけ我慢できないのはおかしい。甘えている」などと、心配されるどころか、家族や友人や職場の人たちから責められるような言葉をかけられてきた人たちです。

誰にも理解されないまま、弱音を吐くこともできず、私のところへ来てようやく「その痛みは異常なんですよ。我慢できなくて当然の苦しみなんです」と認められることで、「ホッとした」という方は少なくありません。

そんな女性たちに対して、私が強い戸惑いを抱いたのはなぜかというと、私の母国である中国では「生理痛があるのは異常のサイン」「生理中は痛みがないのが当たり前」「痛みがある場合は迅速に、適切に対処しないといけない」という認識が、家庭内でも社会的にも、当然のように存在していたからです。

漢方の考えが生活に根づいている中国では、体をいたわるための「養生」が、日々の生活習慣に大きな影響を与えています。特に女性は、幼少期から、親や親族によって「冷たい飲み物、食べ物はとり過ぎてはいけない」「足は決して冷やしてはいけない。靴下は2枚履きなさい」「女性は血をたくさん消耗するのだから、血を養うものを日ごろからしっかり食べなさい」などと、生理を健全にするためのライフスタイルを、それはそれは厳しく、徹底的に教え込まれて育ちます。

特に、わが家は父が医師だったこともあり、健康に対する意識は他の家庭よりも比較的、高いものだったと思います。

そんな環境に生まれ育ち、さらに大学で漢方を専門的に学んだのちに、中国の大学病院で婦人科医として働いてきた私にとって、「生理痛があるのは当たり前」という日本女性たちの存在は、信じられないことでした。

私が日本の漢方薬局で健康相談を始めてから31年経った今、そうした女性たちはさらに増えていると感じています。というのも、女性たちが男性なみに社会のなかで働くことが当たり前の世の中になったためです。

生理痛があっても、オフィスで横になって休んだり、アポイントをキャンセルするなど、仕事をセーブすることはほとんどの場合できません。労働基準法で生理休暇は定められてはいるものの、先のような無理解が社会のなかで横行している以上、生理痛を耐え忍びながら勤務するしかありません。黙して痛みに耐えながら、ときには鎮痛剤で痛みを散らしながら、課された役割を懸命にこなしています。

それが「当たり前」という感覚なので、「なぜ生理痛があるのか」「自分の体に何が起こっていて痛みが発生しているのか」について、真剣に調べたり、根本原因を解決しようとすることはありません。

しかし、生理痛には、痛いだけではすまない様々な問題が紐《ひも》づいています。

その1つが、様々な婦人科の病気です。機能性月経困難症や子宮内膜症、子宮腺筋症や子宮筋腫などは、すべて生理痛がその症状の1つとなっています。漢方でいえば、疲れやすさや冷え性、頭痛などの不調もまた、生理痛と深く関連しています。

さらに、痛みを無視し続けたために、これらの病気や不調が進行し、子どもが欲しいと思ったときにできない不妊症へとつながっていきます。

もう1つ紐づけされるのが、経済的な損失です。これには個人的な面と、社会的な面の2つがあります。

個人的には、思うように働けなくなったり、ビジネスの重要な機会を見送ることになったり、キャリアからドロップアウトしたりすることで、収入を大きく損なうことがあります。

「たかが生理痛だけで大げさな！」と思うかもしれませんが、決して珍しいことではありません。私のところへやってくる女性たちは、あまりの生理痛の重さから、最初からキャリア形成をしたがらない方も大勢存在しています。

また、生理痛の先にある婦人科の病気やメンタル疾患、更年期障害、不妊治療を理由に、キャリアの機会を見送るだけでなく、離職を選ぶ方も少なくありません。

正社員で新卒から定年まで勤めた場合と、途中でドロップアウトした場合の生涯年収を比べたら、数千万から億単位の損失になるでしょう。

社会的な経済損失については、のちほど詳しく述べますが、人口の半分を占める女性たちが働かないと、世界でもまれにみる高齢化社会に突入した日本経済を支えることは不可能でしょう。実際に、現代の労働人口のうち、およそ40％は女性が占めています。

そのため、政府も女性たちへ、働きなさい、活躍しなさいとプレッシャーをかけてきます。それでいながら、結婚もして家事を担い、夫を支えなさい、子どももたくさん産んで育てなさい、親の介護もありますよ……と、昔ながらの家父長制的な役割も「そのままやってね」という社会的メッセージは変わらないままです。ですので、女性たちの肉体的、精神的負担が、ただ上乗せされることになってしまいました。

現在はそんな社会構造のなかで、女性たちの生理が犠牲になっていると、私はひしひしと感じています。「生理痛？　そんなの知らないよ。仕事は山ほどあるんだから」というわけです。

女性の生理が犠牲になっている原因は、社会の無関心だけではありません。女性たち自身もまた、自らの健康に対して関心が薄い人が多いと、私は常々感じています。

というのも、私のところへやってくる人には、日本人だけではなく、中国、香港、シンガポール、台湾など、様々な国籍の女性たちがいるのですが、そのなかでも、ダントツで自分の体に対する意欲が高いのが、中国人女性。そして、ダントツで意欲が低いのが、日本人女性なのです。

その実際についてはのちほど語りますが、日本の女性たちはおしなべて、大人しくて遠慮がち、謙虚で自己主張が強くないために、「生理を理由に何かをさぼってはいけない」「病気じゃないから我慢しなくてはいけない」と考えがちです。

私はそれに対して「違う！　女性にとって生理はとても重要で、最優先で考えなければいけないものです！」と声を高らかにして伝えたいのです。生理痛から女性を解放すれば、いかに女性たちがもっと幸せになるか。結果として、いかに社会が明るく上向くか。

それをまずは理解していただくために、第1章では、個々人や社会が持つべき「月経リテラシー」についてお伝えしていきたいと思います。次に、第2章では中医学で考える生理と体質についての概要を解説しました。

そして、生理痛から自らを解放するためには、何をすればよいのかについては、第3章で詳しくお伝えしていきます。

本書でお伝えする女性の生理のメカニズムや体質について、そして生理痛をなくすための方法論のベースとするのは、私の専門分野である、中医学（中国の伝統医学）です。

中国では中医師、産婦人科医であり、日本国内では漢方の専門家として、たくさんの女性たちを診てきた経験をもとに、解説していきます。生理痛解消のための手立てについては、生活のなかですぐに実践できる養生法と、なるべく日本で入手しやすい、保険適用を受けている漢方製剤や、薬局で手に入る漢方薬を中心に、ご紹介していきます。

生理痛は病気です

目次

第2章　生理でわかる漢方的体質——89

編集協力・木村直子
本文図版作成・キンダイ

第1章　日本社会の月経リテラシー

（1）生理痛の軽視で多くのものを失う女性たち

誰も知らない危機——日本女性の生理が犠牲になっている

私が1992年に日本の漢方薬局で健康相談を始めてから、30年以上の月日が経ちました。その間に、日本の社会のなかで、女性たちを取り巻く環境は目まぐるしく変わっていきました。

そしてさらに、平成から令和へと時代が変わるにつれて、私のところへ相談にやってくる方たちは、働きたい、もしくは働かざるをえない……という女性たちが大半を占めるようになりました。

ジェンダー意識の高まり、子どもたちの教育費の高騰など、いろいろな理由はありますが、一番は「経済力がないと自由になれない」という事実に、多くの女性が気づきを得たことが大きかったのではないかと、私は感じています。

ところが、世界経済フォーラムが2022年に公表したところによると、日本のジェンダーギャップ指数は、146カ国中116位と、先進国では最低レベル。アジアのなかでも、韓国や中国よりもずっと低位の最下位です。社会的にも、経済的にも、世界最低水準という状況のなかで、日本の女性たちは経済活動をしながら、懸命に生きていることが浮き彫りになった結果といえます。

しかし、女性たちが背負う重荷は、これだけではありません。表立って声高に言えない苦しみとして、多くの女性が生理痛、もしくはそれに付随する婦人科関連の身体的負担を抱えているのです。

現代女性の生理の回数は、戦前の10倍になっている

戦前の女性たちは、初潮をだいたい15歳で迎え、結婚も現代よりもずっと早かったために、20歳前後で初産を迎えて、平均して4～5人の子どもを出産していました。通常は妊娠から授乳を終えるまでの間、月経はストップするため、閉経までの間の生涯月経

回数は、およそ50～１００回ほどであったといわれています。

それに対して、現代の女性たちが初潮を迎えるのは、だいたい10～14歳の間。それから閉経を迎える50歳前後までの約40年間、月に１度の月経と付き合うことになります。

厚生労働省の調べによると、２０２１年の合計特殊出生率は１・３ですから、女性が生涯に産む子どもの数は１人、多くて２人ということになります。昔よりも初潮を早く迎え、子どもを産む回数が少ない現代女性の生涯月経回数は、およそ４５０回といわれています。

つまり、現代女性は昔と比べて、生理による負担を４～９倍も多く受けているということです。たとえ生理痛のない健全な生理であったとしても、毎月排卵を起こしたり、経血でたくさんの血液を失うだけでも、体は大きく消耗します。

女性に鉄欠乏性貧血が多いのは、そのためです。

また、妊娠、出産回数が少ない場合には、子宮がんや子宮内膜症、子宮筋腫、乳がんのリスクが上がることも指摘されており、実際に、近年の患者数は増加傾向にあります。

20〜30代の8割に「月経に関する不調あり」

では実際に、生理痛がある、もしくは月経に関わる不調を持つ女性はどれぐらいいるのかについて、見てみましょう。

内閣府が行なった、月経に関わる不調を尋ねた調査によると、月経痛がある割合は、20代で64・2％、30代で51・8％であることがわかりました（24頁・資料1）。次いで「月経による体調不良、精神不安」「月経前の不調（月経前症候群（ＰＭＳ）等）」「月経不順」などが挙げられるなど、20〜30代の女性の7〜8割が、月経に関する何らかの不調を抱えていることが明らかになりました。

実際に、職場で月経関連の不調で困った経験を持つ人は51・5％と半数以上いることも、経済産業省の調査（『働く女性の健康推進』に関する実態調査」〔２０１８年〕）で明らかになっています。具体的な症状として最も多かったのが「月経関連の症状や疾病」で、20代で48・3％、30代で45・0％、40代で31・2％。次に多かったのは「ＰＭＳ（月経前症候群）」で、20代で30・5％、30代で27・7％、40代で19・8％でした（25頁・資料2）。

資料1　月経に関わる不調の状況

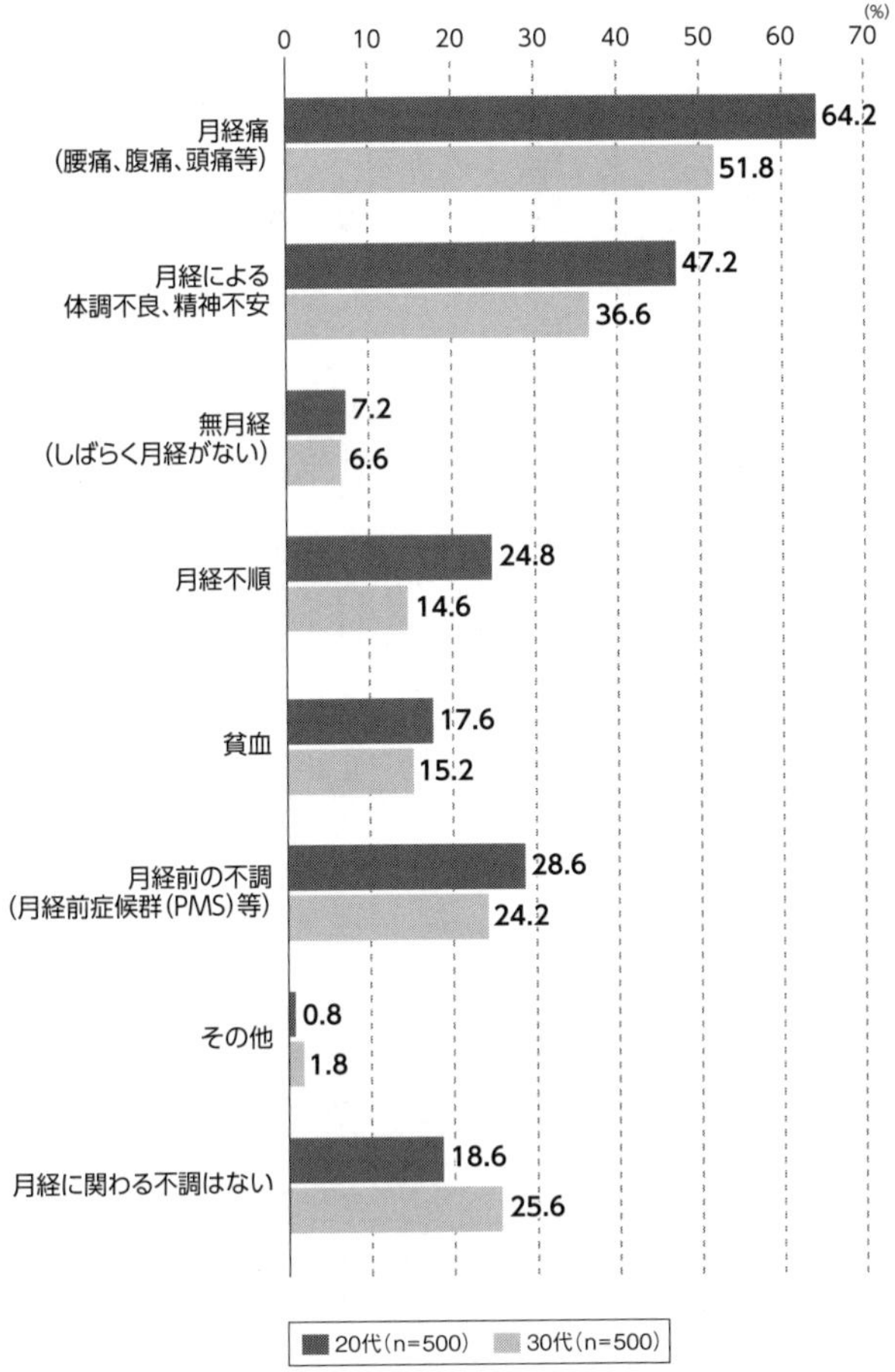

出所：内閣府 男女共同参画局「男女の健康意識に関する調査報告書」(2018年)

資料2　勤務先で困った経験（従業員女性）

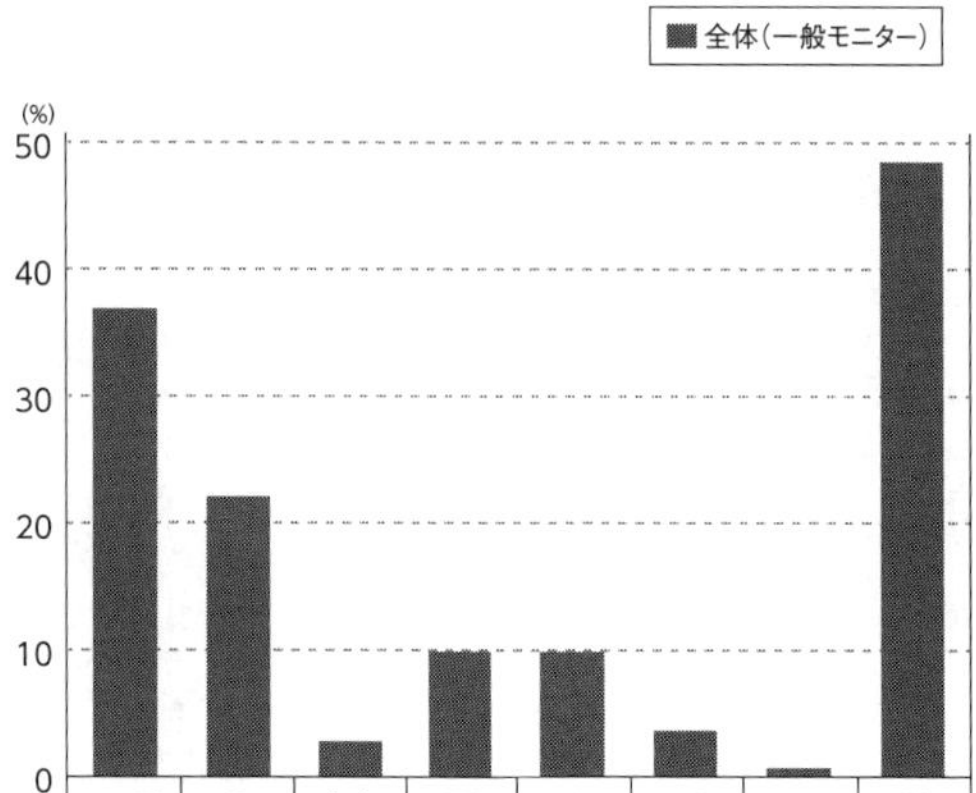

		n数	月経関連の症状や疾病（月経不順・月経痛など）	PMS（月経前症候群）	女性のがん・女性に多いがん	更年期障害	メンタルヘルス	不妊・妊活	その他	該当するものはない
女性全体（一般モニター）		2400	36.9	22.1	2.8	9.9	9.9	3.7	0.7	48.5
年齢別	20代	600	48.3	30.5	1.7	2.2	13.0	3.2	0.2	39.7
	30代	600	45.0	27.7	3.8	5.0	11.3	7.2	1.8	41.0
	40代	600	31.2	19.8	3.3	9.0	8.2	3.3	0.2	55.0
	50代以上	600	23.0	10.3	2.2	23.5	7.0	1.2	0.5	58.2

［比較の差］ 全体+10ポイント　全体+5ポイント　全体−5ポイント　全体−10ポイント

出所：経済産業省「『働く女性の健康推進』に関する実態調査」（2018年）を元に作成

50代以上になると、今度は更年期障害が一気に増加してきます。このように、働く女性たちの多くが、ひと月の4分の1を生理痛やその他の不調を抱えながら働いている状況なのです。

その結果、何が起こるのかというと、当然ながら、仕事のパフォーマンスやモチベーションの低下につながります。同調査では、月経関連の症状や疾病のために「会社を休んで医師にかかる必要がある」人が5%、「会社を休んで休養を取る必要がある」人が13・7%、「会社を休む程ではないが、仕事の能率が落ちる」人が39・9%いました。

つまり、月経が来るたびに仕事ができなくなる、もしくは仕事の能率が落ちる女性が、約6割存在しているということです。

現在、国内企業の全雇用者のうち、40%以上を女性が占めていますから、この事実が日本の労働力に対してマイナスの影響を与えていることは間違いないでしょう。

ジーンズが赤く染まるほどの過多月経で離職した女性

毎月必ずやってくる耐えがたい痛みのために、より負担の少ない仕事へ転職したり、責任のあるキャリアの道をあきらめたりする女性たちは、少なくありません。なかには、休職や離職を考える女性もいます。

実際に、同じ『働く女性の健康推進』に関する実態調査」によると、「女性特有の健康課題・症状が原因で休職や退職を考えたことがある」という女性は、30・3％いました。その理由の内訳を見ると、30・9％は「妊娠・出産に関する症状・疾病」、26・1％が「メンタルヘルス」、15・8％が「月経関連の症状や疾病」、13・3％が「ＰＭＳ（月経前症候群）」でした（28頁・資料3）。

これを聞くと、生理の悩みがない女性や男性は、「生理ぐらいで大げさな！」と思うかもしれません。しかし、毎月、鎮痛剤を飲んでも治まらないような痛みに耐えながら業務についたり、やむなく会社を休んだりを繰り返すことから、精神的な負担も膨《ふく》らんで、メンタルを病んでしまう人もいます。

私のところへ相談にいらしたある20代後半の女性は、毎月、吐き気を伴うほどの生理痛に悩まされていました。その女性は当時、長時間労働が常態化しているマスコミの企業に勤めており、「生理休暇を取るなんて、とてもできない空気」と、どんなにつらく

資料3　休職や退職を考えた際の健康課題の内容（従業員女性）

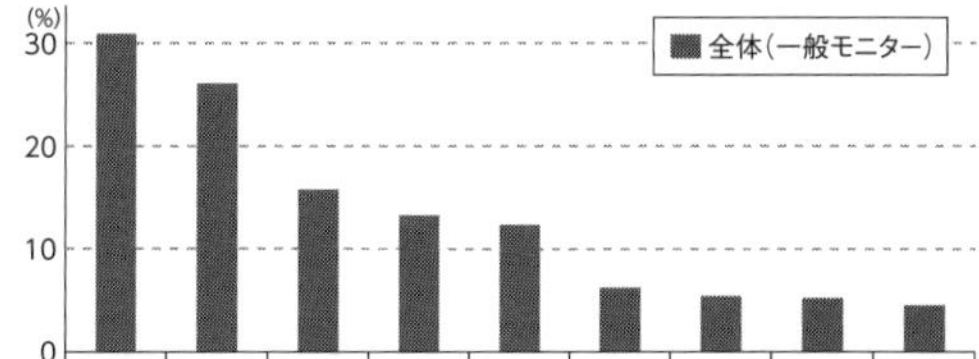

	n数	妊娠・出産に関する症状・疾病	メンタルヘルス	月経関連の症状や疾病	PMS（月経前症候群）	不妊・妊活	子宮内膜症や女性の良性腫瘍	頭痛・片頭痛	更年期障害	女性のがん・女性に多いがん
女性全体（一般モニター）	727	30.9	26.1	15.8	13.3	12.4	6.2	5.4	5.2	4.5
年齢別 20代	202	27.7	30.2	18.8	18.8	8.9	4.5	5.4	0.5	3.5
年齢別 30代	216	38.4	25.0	19.0	13.9	22.2	6.0	5.1	2.8	3.2
年齢別 40代	154	26.0	24.7	13.6	13.0	10.4	7.1	3.9	6.5	8.4
年齢別 50代以上	155	29.7	23.9	9.7	5.8	5.2	7.7	7.1	13.5	3.9

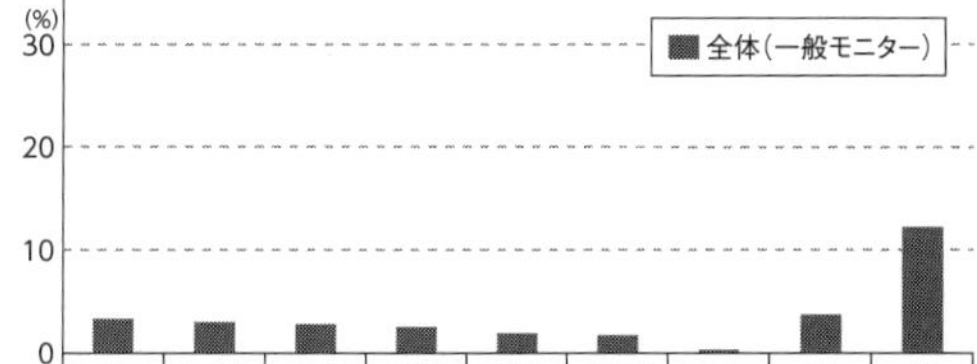

	n数	貧血	甲状腺疾患や膠原病などの自己免疫疾患	冷えやのぼせなどの血流障害	便秘や下痢などの胃腸障害	やせ・肥満・むくみ・ダイエットや栄養障害	閉経後の女性ホルモン低下による症状・疾病	骨盤底の症状・疾病	その他	該当するものはない
女性全体（一般モニター）	727	3.3	3.0	2.8	2.5	1.9	1.7	0.3	3.7	12.2
年齢別 20代	202	5.0	4.0	2.5	1.5	3.0	1.0	0.5	3.5	13.9
年齢別 30代	216	1.9	1.9	2.8	3.2	1.9	0.5	—	3.2	8.8
年齢別 40代	154	2.6	0.6	3.2	0.6	0.6	0.6	—	1.9	13.0
年齢別 50代以上	155	3.9	5.8	2.6	4.5	1.9	5.2	0.6	6.5	14.2

[比較の差]　全体+5ポイント　全体−5ポイント

出所：経済産業省「『働く女性の健康推進』に関する実態調査」（2018年）を元に作成

ても会社へ行く生活を続けていたのです。満員電車での通勤中に途中下車し、そのまま駅のベンチで動けなくなったことが何度もあると話していました。強い眠気も伴い、考えることができなくなって、仕事の能率がひどく低下することにも困っていました。

この女性は、経血量の多い「過多月経」にも悩まされていて、あるときは通勤中に、ジーンズの後ろ側が真っ赤になるほど出血してしまったこともあったといいます。仕事中も「漏れているかも……」と気になってしまい、業務で長時間トイレに行けないときはヒヤヒヤしていたそうです。

毎月の大量出血のために深刻な貧血も見られ、「当時はやたら氷を食べていた」と話していました。氷を食べたいという強い衝動があるこの状態は、「氷食症《ひょうしょくしょう》」と呼ばれる一種の異食症で、鉄欠乏性貧血のある女性に多く見られるものです。

彼女は生理痛や貧血でフラフラのまま、特に治療をすることもなく、負担の重い仕事を続けていました。そしてたまたま、担当した企画の取材で私のところへ訪れたのでした。

彼女の舌裏を診せてもらったところ、青紫に蛇行《だこう》する血管がはっきりと見られました。これは、体が中医学でいう「瘀血《おけつ》」という状態にあることを示しており、重い生理痛がある女性たちには必ずといってよいほど見られる特徴です。血の巡《めぐ》りが悪いために、肩こりや頭痛があり、体温が維持できないことから、ひどい冷え性を持っていることもよくあります。その女性も、手足が氷のように冷たい状態でした。

自分の体が病的であることに自覚がなかった彼女は、驚きながらも、すぐに調剤した生薬《しょうやく》を飲み、指導した生活改善を始めてくれました。その結果、数カ月でずいぶんと元気を取り戻しましたが、30歳を迎えたところで、「生理のたびに2、3日会社を休むことはとてもできない」とのことで退職し、フリーランスとしてマイペースに働くことを選びました。

その後、生理痛や過多月経もほぼ改善し、結婚して3人の娘さんを産みましたが、「あのときに退職していなかったら、体を壊していたと思う。こうして子どもを持つこともできなかったかもしれない」と話しています。

女性特有の不調は形を変えて続くため、終わりはない

20代から30代前半に生理痛や生理不順を抱えた女性が、30代後半から40代になったと

きに、今度は不妊や子宮筋腫に悩まされることは珍しくありません。そして、50代になるころには、更年期に苦しむ女性が増えてきます。つまり、生理の不調はずっと女性についてまわり、終わりがないのです。

私はこれまで、先ほど例に挙げた女性のように、企業で働く能力を持ちながらも、生理の状態が悪いことでキャリアをあきらめざるをえなかった女性たちを、たくさん見てきました。

婦人科系のトラブルの最初のサインは、生理痛であることがほとんどです。若いころの生理痛を放っておくことで、のちのちずっと長く女性特有の疾病に悩まされることになる。そのことに、本人も周りの人たちも気がついていないことがとても多いと、私は常々、感じています。

医師から「子宮を取るのも一案」と言われた40代女性

最近、私のところへ通っている、今年46歳になる女性もその1人です。

外資系企業に勤める彼女は、長くアメリカで勤務しており、5年前に帰国するまでの

10年間、生理痛と過多月経を抑えるために、ずっとピルを服用していたとのことでした。過酷な勤務状態のなか、「生理のために休むことなど考えることもできなかった」と言います。

ところが、日本へ帰国してから受けた健康診断で、軽い血栓症が見つかり、ピルの服用にドクターストップがかかりました。低用量ピルの服用は、血栓症のリスクを高めてしまうためです。高齢になるほどそのリスクは高くなるため、やむなく鎮痛剤に切り替えることにしました。すると、やはり猛烈な痛みと大出血に襲われてしまったのです。

服用だけでは足りないと、即効性のある座薬タイプの鎮痛剤も併用しましたが、痛みは治まることなく、立ち上がることもできない。これはおかしいと婦人科で調べたところ、子宮内膜が子宮筋層内で増殖する「子宮腺筋症」があることがわかったのです。

鎮痛剤は効かない。とはいえ、ピルはもう飲めない……。婦人科医からは「結婚の予定がないなら、子宮を取る方法もあるよ」と言われ、いよいよ困り果てて、私のところへ相談にやってきたのが4年前のことです。

初めて会ったときの彼女は顔色も血行も悪く、イライラとした様子で、情緒も不安定なのが見て取れました。舌を診たところ、どす黒い血管がはっきりと見て取れ、重症の瘀血体質であることがわかりました。

「鎮痛剤やピル以外に、生理痛をよくするために何かしていましたか?」と聞くと、やはり何も対策することはなく、仕事中心の体に負担の強い生活を、何年も送ってきたと言います。

先の女性と同様、彼女もまさしく、働く女性の典型といえます。彼女は英語もフランス語も話せるほどのインテリで知的能力は高いのですが、その一方で、自分の体をケアする方向に自分の能力を使うという認識がまったくないのです。痛みをねじ伏せながら頑張り続けてしまい、あげく、自らの生理を犠牲にしてしまうのです。

私は彼女に、漢方薬を選ぶと同時に、セルフケアについて詳しく説明しました。婦人科の血液検査で重度の鉄欠乏性貧血であることもわかっていたので、鉄剤の服用も続けてもらいました。そして、「鎮痛剤やピルは一時の避難所だから、それでよくなるわけではありません。薬で痛みをやわらげると同時に、痛みが出る体質を改善する努力をしていきましょう」ともお話ししました。

その後、漢方の治療と養生を続け、徐々に痛みと出血は緩和していきました。生理の初日には1日4回飲んでいた鎮痛剤も、今では1日1回で事足りるように。貧血も改善して、「先生、私、貧血じゃないと、こんなに頭がよくなるんですね……！」と話してくれました。また、いつもイライラと忙しく仕事をしていたのが、表情が明るく様変わりしたため、周囲の人の印象も「いつも機嫌がよい人」というふうに変わったようでした。

生理を犠牲にキャリアを積み、不妊に至る例も

生理痛は、パフォーマンスの低下や婦人科リスクを高めるほか、不妊の入り口になることも少なくありません。私のところへ相談に来る女性たちの悩みは様々ですが、「妊娠したいのにできない」と悩んでいる方がおよそ半数か、それ以上を占めています。そのほとんどが、先ほどの彼女のような、生理痛に耐えながら、仕事を懸命に頑張ってきたキャリア女性たちです。

社会的地位も経済力もある現在を見れば、それまでにどれだけ自分の体に無理をさせ

てきたのか、容易にわかります。鎮痛剤やピルで生理痛をねじ伏せ、生理不順や無月経になっても、月経前症候群（ＰＭＳ）になっても、会社では何も起きていない体裁を必死でつくろい、仕事を頑張ってきた女性たちです。

そしてようやく子どもを持つ余裕ができたときには、なかなか子どもができない年齢になっていたり、不妊の体であることに気づく……というわけです。

生理を大切にするためには、仕事をセーブするか、キャリアをあきらめるしかない。キャリアをあきらめずに仕事に打ち込むためには、自分の生理を犠牲にしなくてはいけない。私はこんな2択は、もう終わらせるべきだと、常々強く思っています。

「生理痛」で女性は1日4時間、社会は年間5000億円を失う

生理か、キャリアか。この2択にしないためには、女性たちが自らの生理を痛みのない、健全なものにするケアを習慣にすることが、第一です。そのための具体的な方法については、第2章以降で触れていきます。

第二に必要なのは、社会の理解です。それはどのような理解かというと、「女性の生

理を健全にすると、社会が格段に豊かになる」ということを知り、女性たちの生理のために必要なサポートを、当たり前に用意・運用するということです。

社会が豊かになるというのはどういうことかというと、1つは文字通り、経済的に上向くということです。

バイエル薬品が15〜49歳の女性を対象に行なった調査によると、月経に伴う症状による推定社会経済負担は、1年間で6828億円、そのうち、労働損失は4911億円にも上ることがわかりました（37頁・資料4）（*1）。

損なっているのは経済面だけではありません。第一三共ヘルスケアが行なった「日本人の『痛み』実態調査」（2011年）によると、「生理痛によって、1日当たり何時間失っていると思うか」という質問に対して、女性全体の平均では230分――つまり、約4時間を失っていると感じていることがわかりました。

さらに、「生理痛がほぼ毎月ある」人では平均311分、「生理痛がひどいと思う」人では平均345分と、生理痛の程度が強いほど、損失していると感じる時間が長くなる傾向が見られたのです。生理痛によって、女性は最大で1日6時間もの損失を被ってい

資料4　月経随伴症状による１年間の社会経済的負担

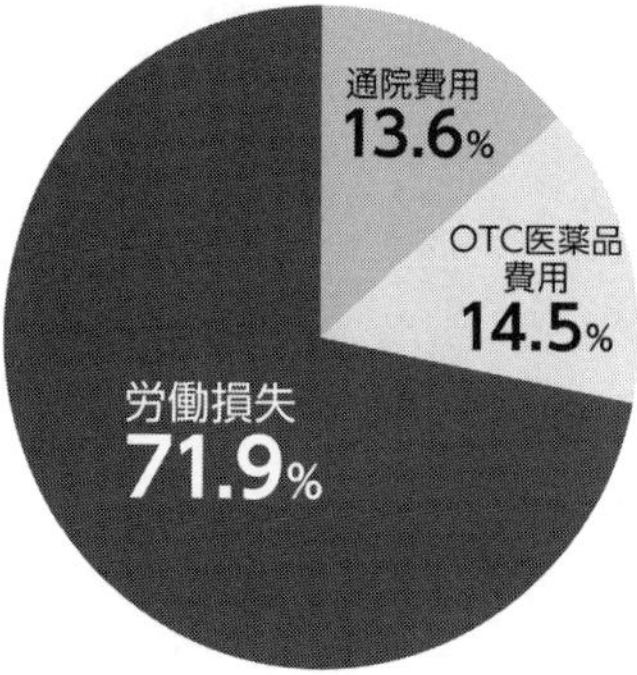

内　訳	推計額
通院費用	930億円
OTC医薬品費用	987億円
労働損失	4,911億円
総　計	6,828億円

OTC医薬品：一般用医薬品

出所：経済産業省 ヘルスケア産業課「健康経営における女性の健康の取り組みについて」(2019年)
Tanaka E, Momoeda M, Osuga Y et al. J Med Econ 2013; 16(11): 1255-1266に基づき作成(＊1)

るということです。

先にも述べた通り、日本の労働人口の４割が女性です。日本の経済の半分を支える女性たちの大半が、生理痛や大量出血を抱えているために、日本社会の生産性を大きく損失していることが、数字に如実に表れています。

逆にいえば、女性の生理を健全に保つための社会的なサポート体制を整えたり、企業内の環境整備と男女双方のリテラシー教育を行なうことは、年間７０００億近いリターンが得られる投資になるとも考えられます。

（2）中国女性にはなぜ、生理痛が少ないのか？

中国女性に「生理痛が少ない」わけ

冒頭でお伝えした通り、私の母国である中国では、生理痛に悩む女性が日本に比べて大変少ないといえます。ではなぜ、中国女性には生理痛が少ないのでしょうか？

その理由は、大きく分けて次の2つ。1つは、生理に限らず、健康全般に対する中国社会が持つ価値観です。もう1つは、中国女性特有の体質と気質にあります。

そのそれぞれについて、ここから説明していきましょう。

「生理のセルフケア」を叩き込まれる中国家庭

生理が来たら、体をしっかりケアすること。中国女性は初潮を迎えると、まず、家庭内で母親からそのことを叩き込まれるのが一般的です。

私の家庭では、父親が医師だったことと、母親は自分自身が生理不順かつ不妊体質で苦労したということもあり、生理について特に厳しくしつけられました。私は3人姉妹の末っ子だったので、姉たちが初潮を迎え、母親から生理についての教育を受けている様子を見聞きすることで、うまく予習ができていたように思います。

1962年生まれの私が思春期を迎えたのは、1970年代の半ばごろ。中国は1966年に文化大革命を迎え、当時私たち家族5人は、中国北部の大変辺鄙《へんぴ》な地域で暮らしていました。私が生まれる前の1959年、山東省の済南市の病院に勤務していた父は、昔の仕事で欧米の医師とやりとりをしていたことでスパイ容疑を受け、山東省から追放されてしまったのです。その後は中国北部で強制労働をさせられていました。

父は、昼間は強制労働へと駆り出され、夜はボランティアで地域の人々の診察をしていました。その当時、5〜6歳の私と、5歳上、10歳上の姉たちは、そんな父の診療を看護師役として手伝っていました。のちに私が医師を目指したルーツは、ここにあったと思います。元気になった患者さんたちから「ありがとう」と言われることに、当時から喜びを感じていたのです。

冬はマイナス40度になるほど寒さの厳しい地域で、父が過酷な労働をするために、わが家では健康を損ねないためのセルフケアの重要性が、必然的に高まりました。当時の中国の一般家庭には、エアコンや電気ストーブなどの電化製品はもちろんなく、室内は寒いのが当たり前。給湯器もないので、蛇口をひねれば温かいお湯が出る……なんてことも当然ありませんでした。

そのため、母の教えで特に厳格だったのが、「生理中は絶対に体を冷やしてはいけない」というもので、「生理中に冷たいものを食べると生理中に死ぬ！」が母の口癖でした。「子どもが産めなくなる！」もよく言われました。特別寒い地域だったので、特に神経質になっていたのだと思います。

私も姉たちも、当時は内心「大げさだなあ」と思っていましたが、生理が始まると、当帰《とうき》（セリ科トウキの根から作られる生薬。血の巡りをよくするため、婦人科で大変よく使われる）を煮出したお茶に卵を加えたものや、生姜《しょうが》と黒砂糖のお茶を母が作り、それを飲ませてくれるのが、姉妹共通の楽しみになっていました。当時は、卵も黒砂糖も大変に貴重なもので、めったに口にできないものだったのです。

母から体を温めることと同じぐらい重要と教え込まれたのが、「生理中のストレスは厳禁」というものでした。私は気の強い2番目の姉としょっちゅう、取っ組み合いのケンカをしていたのですが、「生理中なら無条件でその子の勝ちとする」という理不尽な家庭内ルールがありました。私はそれを逆手《さかて》にとって、2番目の姉から殴られたり蹴《け》られたりしながら、「私はいま生理中だ！」と叫んで、母や優しかった一番上の姉を呼び、味方につけていました。母親は「生理中の子をぶってはダメ！」とすぐに駆けつけてくれたものです。

そんな母親は「生理中に怒ったりイライラしたりすると、生理中に死ぬよ！」というのも、口癖でした。

生理中は「体を温めて心を穏やかに保つ」というのが、わが家の大切なルールでした。私たち三姉妹はそれを大げさと思いながらも、ずっと守り続けました。そのおかげで姉妹3人とも瘀血体質でいながら、さほど大きな苦労をすることなく過ごすことができたのだと思います。母が生理中のセルフケアを教育してくれたからに他なりません。

そんなわが家が中国では特別なわけではなく、どの家庭でも体をいたわるための養生についての教育が、祖父母や両親から子どもたちへ、一般的に行なわれています。それがないのは「教養がない家庭で恥ずかしい」という認識が広く浸透しているのです。

養生についての知識は家庭によってそれぞれ特色がありますが、基本的には漢方の考えがベースです。それが、家庭内で代々伝承されているわけです。

中国社会では「健康体」であることが成功の必須条件

「自分の体は自分で守る」意識は、家庭内から、そのまま中国の社会全体の共通認識として、広く浸透しています。その背景には「健康体こそ、成功の証」「不健康だと、あらゆるところで損をする」という、中国ならではの上昇志向があり、後押ししています。

先日、日本在住の38歳の中国人女性が、不妊相談でやってきました。なんでも、私が相談を受けていた紹介者の女性から話を聞き、「即、その場で予約を入れた」とのこと。彼女は、相談に来る前に漢方についても非常によく調べており、相談中もずっと、こちらが押されてしまうほど専門的な質問をし続けるほど、とにかく熱心です。日本で処方される漢方薬や、保険内でできる不妊治療の自己負担はどれぐらいかなどについてもよく調べていて、自分の妊娠計画と、やるべき行動の洗い出しも完璧でした。

中国人は女性に限らず、おしなべてこうした傾向が強く、自分の体をよくすることに対して、非常に貪欲なのが特徴です。

なぜなら、もともと漢方の考えが根づく中国では、生活習慣病など西洋医学的な疾患にかかっていないだけでなく、「あらゆる不調がないこと」「心も体もエネルギッシュであること」「元気に長生きであること」もまた、成功の証ととらえているからです。

１９９０年代から急激に始まった経済成長以降は、特にエリート層に、この傾向が強くなっていきました。社会的成功、経済的成功、健康的成功はすべて、同じ価値があるもの、３つとも等しく重要なものであるという価値観を持っているのです。

中国女性の貪欲さを如実に表すのが、中国の調査企業『胡潤《こじゅん》研究院（フールン）』が公開した統計です(＊２)。同社が２０２１年に公開した調査によれば、自分で会社を興して富豪となった女性の世界上位１２０人のうち、最も多いのが中国人の85人でした。次いでアメリカ人が25人、イギリス人が６人とあり、圧倒的に中国女性の起業家が多かったのです。しかも、トップ15のうち11人が中国女性とのことでした。

この世界的富豪の女性たちは、配偶者がお金持ちであるとか、共同経営者なのではなく、自分自身の力で起業し、成功した人たちです。急激な経済成長を遂《と》げた中国の社会情勢があってのことではありますが、中国女性が積極的に起業し、自らの成功を貪欲に求めてきたことがよくわかります。

中国女性がこんなにもエネルギーに満ちている大きな要因の1つに、「生理痛が少ない」ということがあると、私は確信しています。「中国女性には生理痛がない」と言うと、多くの日本女性に驚かれます。何しろ冒頭でお伝えした通り、「生理痛があるのが当たり前」と思い込んでいるからです。

家庭内で漢方的な養生が伝統的に行なわれており、「健康は自分自身が持っている資産」と教育されてきた中国女性たちは、自らの体に対しても「どこか損なっては大損だ！」という感性を普通に持っています。

先に述べた通り、1990年代、中国共産党が社会主義から市場経済拡大へと大きく舵《かじ》を切り、経済成長の大波が来てからは、さらにそれが加速しました。特にエリート層においては、経済的な成功、社会的な成功と同じ並びで、「健康は成功の証」という価値観が強いといえます。国民皆保険制度がある日本と違って、中国では、基本的な医療サービスは公的に受けられるものの、医療の質は地域や保険内容によってかなり差があり、よりよい治療を求める場合には、医療費がかなり高額になります。それでも、高額で質のよい特別診療に対して富裕層が集中するほど、大人気です。

実際に、中国の医療費は、年々膨らみ続けています。ＷＨＯ（世界保健機関）のデータによると、中国の国民１人当たりの医療費は、２０００年には43ドルだったのが、２０１５年には４２６ドルと、約10倍に増大しています。若々しく元気であることが、中国では非常に価値の高いことであり、たとえお金をたくさん稼いでいても、病弱な人は社会的に認められることはないからです。たとえ能力が高くても、病弱な人は中国では重要なポストに選ばれないのです。

ある中国人経営者の方は、「自分が病気になって、それが公表されると、株価が下がるんだよ」と話していました。

このような状況にあるため、先の世界的富豪の女性たちも、当然ながら、自らの生理について非常に気を遣い、健康のために投資をしているはずです。毎月、生理痛に苦しんでいては、会社のマネジメントは難しくなるからです。

中国の女性経営者は「私の健康が最も優先すべき投資先」

実際に、私のところへ通っている、カシミヤの貿易会社を経営しているある中国女性は、ＪＡＬのファーストクラスで来日し、５つ星のホテルに泊まっては、定期的に相談に来ていました。彼女は多《た》囊胞《のうほう》性《せい》卵巣症候群による排卵障害があり、不妊の悩みを抱えていたのです。

私が「お金がもったいないから、わざわざ日本まで来なくても……」と言うと、「先生、それは違います！」ときっぱりと返してきました。「私が元気じゃないと、会社のイメージも落ちるし、経営にも支障が出ます。私の体調をよくすることは、最も優先すべき投資なんです」と熱く語るので、私も思わず納得してしまいました。その女性はほどなく、中国で無事に妊娠・出産しました。

経営者に限らず、キャリアを目指す企業勤めの中国女性たちもまた、「健康への投資は有益」という価値観を強く持っています。

８カ月間の漢方治療で子宮頸がんウイルスが消滅

たとえば、大手ＩＴ企業に勤める日本在住のある中国女性は、働きながら早稲田大学でＭＢＡ取得を目指すにあたり、まずは自分の体がついていけるかどうかを調べるために、人間ドックを受診しました。そのときに、０期の子宮頸がんが見つかったのです。その後、医師から子宮頸部の円錐《えんすい》切除を勧められた彼女は、未来に予定している結婚・出産のことを考え、他の選択肢はないかと、私のところへ相談にやってきました。円錐切除によって子宮頸部が短縮し、流産リスクや子宮頸管無力症のリスクが高まることがありますが、彼女はそれを懸念したのです。

子宮頸がんの原因となる「ヒトパピローマウイルス（ＨＰＶ）」は、約１５０種類ありますが、彼女は５種類のウイルスを持っていることがわかっていました。そのうち４種類が、特にハイリスクなウイルスだったのです。そのため、私は体力と抵抗力を上げる「補益《ほえき》」、ウイルスを排除しやすい体にする「解毒」の効果を有する漢方を用いることにしました。それを8カ月間継続してもらったところ、子宮頸部の細胞に変化が起きた状態である「異形成」がなくなり、ウイルスもゼロになりました。

キャリアアップの前に、まずは自分の体をチェックする——じつに中国人らしい選択をしたことで、漢方でいう「未《み》病《びょう》先《せん》防《ぼう》」（先手を打って病気が発症する前に治す）に成功したケースです。この感覚がなかったら、彼女は現在の仕事も、キャリアアップも、未来の子どもも失っていたことでしょう。

検査結果の報告とともに、彼女は「体の心配がなくなったので、来春から仕事とMBA取得の勉強の両立をスタートします！」と意気揚々と伝えてくれました。

同じように、漢方的な健康意識が高い台湾や韓国の方たちも、自分たちの体の「価値」については非常に高い意識を持っています。

以前、私のところへ不妊の相談で通っていた韓国系のナショナルスクールの先生は、自身が無事に妊娠したあと、生理痛のある教え子たちも連れてくるようになりました。

一般的に韓国系のスクールは勉強にとても力を入れていますが、それを支える土台は「健康体」、それがないと成功できない、という意識を強く持っていることがわかります。

ほかにも、欧米や北欧など、様々な出身国の方たちが、日々、相談に訪れますが、共通して「体にいいこと」に対して貪欲で、漢方以外にもピラティスやナチュラルフードなど、自分が健康になるために熱心に時間やお金を投資しています。「健康のために何も投資していない」という人はほぼいません。

「気虚」で心身が疲れ切っている日本女性たち

その一方で、日本の女性たちを見ていると、「元気になりたい」「生理痛をなくしたい」といった欲求が比較的低いと感じます。美容のためにはある程度の投資をしていますが、「社会的成功のために自分の体を元気いっぱいに整えるべきだ」と貪欲に求めている人は少数派。物静かで常時控えめで、行動に移すことがあまり得意ではない方が多い印象です。

先日、知人を通して紹介された日本女性も、私の連絡先を知人から聞いて1年が経ってから、ようやく予約を入れてきてくれました。「前から勧められていたけれど、なかなか来る機会がなくて……」と、不調を抱えたまま我慢し続けていたようです。

その女性は45歳で、不妊治療を希望されている方でした。不妊治療をするにあたって、44歳で始めるのと、45歳で始めるのとでは、その可能性は大きく変わってきます。そのため、行動を起こすことができない女性たちに対して、「もっと早く来てくれていたら……!」と残念に思うことがしばしばあるのです。

日本女性はもともと、気性が穏やかで欲張りではないということもありますが、この日本と中国の女性たちの違いを漢方的に見ると、日本女性には「気虚《ききょ》」、中国女性には「実証《じっしょう》」という漢方的な体質を持つ人が多いことが関係していると、私は考えています。

「気虚」とはその字の通り、「気（エネルギー）」が「虚（からっぽ）」な体質を指します。のちほど詳しく解説しますが、気虚は女性の生理にも大いに影響を与える漢方的な体質です。

それに対して「実証」は、丈夫で体力があり、疲れにくいのが特徴です。

気虚によるエネルギー不足が生じると、思いついても行動に移す元気が湧いてきません。体質で行動が変わるため、当然ながら、結果も大きく変わります。生理痛や生理不順があったとしても、それを治す気力もなく、鎮痛剤を飲んでその場をなんとかしのぐ……という繰り返しになります。

日本女性は忍耐強いとよくいわれますが、私は気虚によって、困難を解決・打破するパワーがないために、現状維持をするしかない状況にあるのではないかと考えています。毎日の仕事や家事、育児を、日々こなすことで精いっぱいになってしまい、そのほかのことに手を付ける元気が残らないのです。何か必要に思っていても、問題解決をしなければならないと感じていても、それに手を付ける行動力や意志力が枯渇《こかつ》した状態になってしまっているのです。

この気虚もまた、生理痛を放置することで、年々悪化していきます。生理痛に無頓着な人は、生理不順にも、更年期にも無頓着となる傾向があります。

つまり、女性の場合は、生理痛から始まり、生涯にわたって不調を抱えたまま生きていくことになってしまっているのです。

プレ更年期に「うつ病」と診断される気虚女性

エネルギー不足の気虚女性たちは、20～30代の若い間は、実生活のなかで生理の不調に悩みつつも、「疲れやすい」程度でしのげるかもしれません。ところが、40歳を過ぎたあたりで「プレ更年期」を迎えると、一気に問題が噴出するケースが非常に多いのが、気虚女性の特徴です。日本の気虚女性たちは、見た目はさほど衰えていなくても、更年期の前後に精神的なパワーの衰えが一気に加速する傾向が見られます。

そのため、40歳を過ぎたあたりから、落ち込みや不安、無気力に陥ったり、感情のコントロールが利かなくなるといった、メンタルの不調を抱える人が急に増えてくるのです。

先日相談を受けた独身女性もまた、その1人でした。大手企業に勤めていた彼女は、45歳になるまで仕事一筋で頑張ってきましたが、40歳を過ぎたころから気持ちの落ち込みがひどくなり、心療内科で「うつ病」と診断されました。

肩を落とした彼女から「仕事を辞めたい」と打ち明けられた女性上司が、「とても優秀な人なので辞められたら困る！　先生、元気にしてあげてください」と、以前から付き合いのあった私のところへ連れてきたのです。

話をうかがったところ、生理の周期はまだ正常でしたが、漢方的には精神的な老化が始まっている状態にあるとわかりました。舌を診せてもらったところ、やはり気虚の現れである歯形がくっきりとついており、腫《は》れぼったくなってぽってりとしています。疲れやすく、気持ちが落ち込みやすい人の特徴がそのまま、舌にも現れていました。

漢方では、生理は「体」と「精神」の2段構えになっていると考えます。生理は心身両面に対して相互に影響するものである、ということです。「生理不順」や「生理痛」といった形で体に不調が現れることもあれば、「ＰＭＳ（月経前症候群）」「ＰＭＤＤ（月経前不快気分障害）」といった形で心に不調が出るケースもあります。

ご相談者の女性の場合、プレ更年期を迎えて心の老化が先にやってきたために、情緒不安定に陥ったというわけです。そのため、心療内科で受けた薬物治療も、うまく効果が現れなかったのだと予想されました。

私はひとまず、休職期間の残り3カ月の間に、漢方的な治療を試してみることを提案しました。「3カ月後の体の調子を見て、また仕事のことを考えましょう。これまで頑張ってきたのにあっさり辞めてはもったいないですから。体がよくなれば、きっとまた輝けますよ」とお伝えしたのです。そして、足りなくなった気を補ったり、老化を緩《ゆる》やかにしたりする漢方薬を選択すると同時に、気虚のための養生方法をお伝えしました。

生来、真面目な気性のその女性は、薬を欠かさず飲むことはもちろん、生活改善も確実に実行したようで、3カ月後には女性上司から、「彼女、問題なく復職できました！ありがとうございました！」と、うれしい連絡が入りました。

女性のうつ病リスクは男性の1・6倍

この女性の場合は、本格的な更年期を迎える前にケアをすることで、比較的速やかに改善することができました。とはいえ、近々、本格的な更年期を迎えることになるので、緩やかに閉経へと着地できるように、サポートを続けることになっています。

この女性のように、40代に入ってからメンタル不調を起こす女性は少なくありません。

実際に、令和2年に厚生労働省が発表した「患者調査」によると、うつ病・躁うつ病の患者数は、男性66万7000人に対して、女性は105万4000人と、男性のおよそ1・6倍。そして、うつ病を発症するのが最も多い年代は、女性の場合は40代であることがわかっています。

私はこの背景には、長年放置してきた漢方的な「気虚」体質があると考えています。無理が利かなくなってきた年代を迎えて、こうしたメンタル不調が表面に現れてきたということです。

管理職層の知識と理解の違いで結果が真逆になる

女性たちが社会で働くうえで、「生理かキャリアか」の2択にしないためには、社会の理解が必要であると、先に述べました。

その好例が、先のうつ病と診断された女性を私のところへ連れてきた、女性上司です。これまで頑張ってきたスタッフの女性が、疲れ切った様子で「辞めたい」と告げてきたとき、すぐに私のところにその彼女を連れてきてくれました。

その女性上司は、自分自身も40代で子宮筋腫となり、私に相談しながら、心身の苦しみを乗り越えた方でした。その経験から、部下の体と心に何が起こったのか、そして、どうすればそれを改善させられるのかについての知識を持っていました。そのため、部下の女性はキャリアを失うこともなく、再び働き続けることができたのです。

会社としても、20代で手厚く教育し、30代で自主的に活躍できるようになり、40代で経験と能力が成熟する時期になった人材をみすみす失うことになれば、大きな痛手だったはずです。

「生理痛に無頓着」は「更年期にも無頓着」につながる

私が日本に来て多くの女性たちの相談を受けるようになって、一番に驚いたことが、「生理痛を放置していること」であると冒頭に述べました。

そして、2番目にショックだったのが、「更年期にも無頓着」ということです。

生理痛があってもそのまま我慢しているのと同じように、更年期の不調に対しても、事前に特別な対策をすることなく、メンタルや体の不調に耐えながら、これまでと変わらない負担の仕事や家事・育児を続けている……同じアジアの民でも、なんと違うものかと驚いたものでした。

とはいえ、生理痛が少ない中国女性の場合、更年期も同じように精神的な不調に陥る人はごく少数です。とにかく気虚が少ないためでしょう。私の同級生のなかでも、更年期に精神的に参ってしまった、という人は皆無でした。

ではなぜ、中国女性の老化が緩やかなのか？

それについてのヒントとなる研究を１つ、ご紹介しましょう。私の大学時代の同級生が行なっている研究です。

その同級生は、私の母校である北京中医薬大学の教師を対象に、西洋医学の先生、中医学の先生、両方を教えている先生の３グループに分け、それぞれの病気の有無、大学を退職した年齢、健康寿命、死亡年齢、死因を調査・分析しています。

ちなみに日本とは違い、中国の大学では有能な先生には定年がありません。中医学に特に貢献のあった人には「国《こく》医《い》大師《たいし》」という称号が与えられ、80代でも現役で臨床や研究を行ない、心身とも問題がなければ、いくつになっても勤務することが可能です。中医学に特に貢献のあった人には「国医大師」という称号が与えられ、80代でも現役で臨床や研究を行ない、教壇に立っている教授もたくさんいます。

まだ研究は調査途中ですが、途中経過でわかったことを同窓会の折に教えてくれました。その同級生いわく、「中医学を専門とする先生たちのグループが、抜きんでて元気で長生きだった」とのことでした。他のグループと比べて健康寿命も長く、亡くなる前日まで仕事をしていた先生がほとんどであることもわかりました。

それに対して、西洋医学の先生たちは、中医学の先生たちよりも短命で健康寿命も短く、認知症の発症率も高かったといいます。

当然のことですが、中医学の先生たちは、全員、実生活のなかでの漢方的な養生の実践者です。そのなかに、すい臓がんを患った教授がいましたが、発症から15年以上生き続け、亡くなる前日まで学会で講義を行なっていたとのことでした。

漢方は、そもそも不老長寿を目指すもの。このエピソードからは、改めて、養生が持つ「元気で長生き」の効果を実感することができました。

「加齢を緩やかに」も漢方が得意とするところ

性的な加齢を緩やかにするのも、漢方が目指す「元気で長生き」の一環です。更年期の前後を最大限穏やかにして、静かに着地させる。それは漢方的な養生を実践することで可能になることを、女性たちに広く知ってもらいたいのです。

私は女性が様々な経験を積み、精神的に最も充実するのは、60代、70代であると考えています。

それまでは、ホルモンの波に翻弄《ほんろう》されながら、育児や仕事などに時間や気力や体力のほとんどを使ってきたことでしょう。しかしその後は、閉経を穏やかに迎えることで、ホルモンの波に振り回されるときは終わります。実生活でも、仕事や育児に一段落つき、ようやく様々なしがらみから解放された人生の黄金期がやってくる。そう思います。

そのときに、生理の荒波にもまれるままに過ごしていたツケで、心身がボロボロだったら、せっかくの黄金期が台無しになってしまいます。閉経後も肌、骨、筋肉ともにしっかりと保ち、気持ちも充実している最高の状態で、黄金期を満喫してほしいのです。

そうお伝えすると「おばあちゃんになってから黄金期なんて……」と自嘲《じちょう》気味に否定する女性がいますが、そんなことはありません。私のところに通ってくれている女性たちは、閉経を迎えると生まれ変わったように元気になり、趣味に、旅行にと、生き生きと飛び回っています。

自分のやりたいことがやれる黄金期を迎えるためにも、生理を荒波ではなく、穏やかな凪《なぎ》にできるように、漢方でコントロールしてほしいと思います。

（3）薬でごまかし続けない――西洋医学と東洋医学

西洋医学と東洋医学の両輪で、女性たちは救われる

心身の不調を、部下やスタッフが訴えてきたとき、病院や産業医を受診させたとしても、体質に起因がある様々な婦人科の不調――病気としてははっきりとした診断がつかない生理痛や過多月経、精神的な不調は、多くの場合「原因不明」とされてしまいます。

そのため、鎮痛剤やピルが処方されて、「様子を見てください」「ゆっくり休んでください」以外の対処法がなかなか提供されません。

しかし、それだけで、女性たちが再び働く気力と体力を取り戻せるかというと、非常に難しいといわざるをえません。

西洋医学は、疾患を取り除いたり、症状を抑えることには長《た》けていますが、「検査で

異常が見つからないけれども、つらい自覚症状があるケース」に対してはほぼ無力です。

一方、中医学は、体質から来るいわゆる「未病」に対して、無数の対応策が存在しており、中国では医療施設を中心に広く提供されています。中国では、中医学を専門に学ぶ中医薬大学は、各省（日本でいう県）に設立されており、なかでも、北京、上海、広州、南京にある国公立４校は超名門大学として知られています。そこで専門的に学んだ、私のような中医師が、漢方的な見地から診断・治療を行なっています。先に述べた通り、その知恵は民間にもセルフケアとして広く浸透しているのです。

その分厚い土台が社会にあるからこそ、先に述べたような「中国女性には生理痛がない」現状が生まれているといえます。

パフォーマンスアップのために中医学を取り入れる試みは、アメリカでも軍や民間企業で盛んに行なわれています。アメリカ軍では１９６０年代から、戦争で負った傷による疼痛などのケアのために鍼灸《しんきゅう》や気功が活用されています。

また、先日は私の中医師仲間が、マンハッタンに本社を構えるメガバンクから呼ばれ、鍼灸と漢方茶の講演をしてきたとのことでした。会場は大変盛況で、参加者からの熱心な質問が絶えなかったそうです。アメリカ人のセルフケアに対する意識の高さが感じられます。

パフォーマンスアップにつながるセルフケア情報を提供する。そんな企業風土が日本にも広まれば、多くの女性たちが救われるきっかけになりそうです。

私は、西洋医学と東洋医学の2輪をフル稼働させることが、日本女性の元気を取り戻す必須要素だと考えています。

現在、企業は、定期健診や健康組合、産業医などによる西洋医学的な健康管理を提供しています。ですが、それだけでは、多くの女性たちの婦人科に関する苦しみをサポートし切れないのが現状です。

西洋医学の科学的な診断や治療で病因を取り除いたり、つらい症状を抑える。同時に、漢方的な治療と養生をすることで、再燃しない体に整える。この2段構えで、スピーディに元気を取り戻すだけでなく、これまで以上のパフォーマンスを発揮できるようになると考えています。

もともと男性よりも平均的には知能が高く、長命で、しぶとく頑張ることができるのが女性です。ですから、不調さえなければ、社会で長く輝き続けることができるはずです。それをみすみす取り逃してしまうのは、社会的にも大変もったいないことだと思うのです。

十分にスキルと経験を磨いた人材を失わないためにも、中医学が有する豊富なセルフケアの知識と理解が、現場の管理職や経営者の皆さんに広がってほしい。私は常々そう考えています。

鎮痛剤でごまかし続けるリスク

日本では「生理痛をコントロールするなら、鎮痛剤が一番手軽」と考える人が、多数派です。私のところに相談に来る方たちも、ほぼ全員、生理痛があるため、鎮痛剤が手放せない方ばかりです。

飲むのがあまりにも当たり前になっているため、私も漢方相談を始めたばかりのころは、戸惑うことがよくありました。というのも、「生理痛はありますか?」という質問に対して、「ありません」と答える女性たちのなかに、鎮痛剤を服用している方が少なくなかったからです。

当初、私はその返答を真に受けて、本当に生理に問題がないのだと受け止めていました。

しかし、顔色や舌を診たり、そのほかの症状について聞き取りをしていくと、「生理痛がない」ということに疑問を抱くことが次々と出てくるのです。それで、もう一度聞いてみると、「鎮痛剤を飲んでいるから」という返答があることが多くありました。

そのため、今は、鎮痛剤を服用しているかどうかを必ず確認するようにしています。

私は中国では婦人科医として働いていたので「鎮痛剤を飲むのはダメ」とは決して言いません。鎮痛剤がなければ勉強できない、働けない、といったときには、もちろん頼ったほうがよいと考えています。

しかし、鎮痛剤を飲みながら、生理痛の原因から目をそらすのは、違うと思うのです。痛みを感じなくさせて、過酷な仕事をしたり、めちゃくちゃな食事をしたり、体を冷やしたり、睡眠不足をよしとするのは、まさに「臭いものに蓋《ふた》」です。

当たり前ですが、鎮痛剤は痛みを感じさせなくするためのものなので、生理痛の原因そのものを治療する効果はありません。そのため、痛みの原因がなくならない限り、飲み続けることになります。

痛みは軽減されるので、何となくよくなったような気にはなるでしょう。しかも、生理痛というのは、数日しのげば、ひとまず来月まで痛みはやってこなくなるため、「のど元過ぎれば」という感覚で、何とかしようという気も薄れてしまいがちです。そしてまた次の生理が来たときには、「ああそうだった……ひとまず鎮痛剤で何とかしよう」となる。その無限ループに陥っている女性がとても多いといえます。

しかし、生理に問題がある人の場合、その症状は痛みだけに留まりません。

漢方的に見ると、先に述べた通り、生理痛は「瘀血」という体質の現れです。第2章で詳しくお伝えしますが、瘀血になると血の巡りが極端に悪くなり、生理痛のほか、肩こりや頭痛、冷え性、慢性疲労などに陥ります。鎮痛剤で痛みは軽減できても、その他の瘀血の症状は当然ながら治ることはありません。血の巡りの悪い瘀血を放っておくことで、子宮内膜症や子宮筋腫を招くことも多々あります。

鎮痛剤で「冷え性」が加速する⁉

鎮痛剤の服用が、瘀血の症状を重くしてしまうこともあります。

鎮痛剤とはつまり「解熱鎮痛剤」ですから、熱を体外へ逃がす解熱作用を持つ成分が配合されています。

主な成分としては「アセトアミノフェン」「イブプロフェン」「アセチルサリチル酸」「ロキソプロフェン」「エテンザミド」など。このうち、アセトアミノフェン以外は、非ステロイド性抗炎症薬（NSAIDs）といって、子宮の収縮を促す「プロスタグランジン」の働きを抑えることで、痛みを軽減する作用を持ちます（非ステロイド性抗炎症薬は15歳未満の処方は禁忌《きんき》または慎重投与）。

瘀血体質の症状の1つに「冷え性」があると、先にお伝えしました。解熱鎮痛剤は、漢方的な視点から見ると、体をクールダウンさせたり、体の熱を発散させたりする「涼性《りょうせい》」の作用を持ちます。そのため、服用量が多かったり、常用したりすることで、この冷えの症状がさらに強くなってしまうことがよくあります。冷えは体の血の巡りを悪くさせますから、瘀血体質をこじらせて、生理痛もますます強くなっていき、鎮痛剤の量と強さがどんどん増してゆく……という負のループに陥ってしまうケースが少なくないのです。

症状に蓋をすることで疾患が放置される危険も

また、痛みに蓋をし続けることで、生理痛の背後にある疾患が放置されてしまい、どんどん悪くなるのもよくあることです。

なかでも多いのが、鉄欠乏性貧血です。生理痛が強い人のなかには、経血量が多かったり、経血に血の塊《かたまり》が見られる「過多月経」を併《あわ》せ持つ人も多く見られます。異常な経血量は痛み止めで改善されることはないため、生理が来るたび、多量の血を失い続けることになります。その結果、貧血を悪化させ、めまいや立ちくらみ、慢性疲労に陥ってしまうのです。

通常、1回の生理で出る経血の量は80ミリリットル程度といわれています。生理の期間中、比較的経血量が多い2日目、3日目に、2～3時間に1度、ナプキンを交換するのが正常範囲と考えていいでしょう。これが、1時間に1度でも間に合わない、もしくは、2~3時間に1度の交換が4日目、5日目になっても続くという場合は、何らかの問題があると考えられます。

また、経血のなかにレバーのような塊が多く見られるのも、過多月経の特徴です。

鉄欠乏性貧血は、うつ病のリスクを高めてしまうこともわかっています。「産後うつ」という言葉を聞いたことがある人は多いと思いますが、妊娠・出産で大量の血を消耗することで鉄欠乏性貧血となり、産後のホルモンの激変も加わって、うつ病の症状を発症してしまう……というわけです。

そのため、貧血とうつの症状はよく似ています。過多月経がある人で、無気力や体の疲れやすさ、だるさ、もの忘れなどがある場合は、貧血とうつ病を併発している可能性があるので、要注意です。

鎮痛剤が効かない壮絶な痛みを呼ぶ「子宮筋腫」「子宮内膜症」

もう1つ、生理痛の先にある疾患として多いのが、子宮筋腫や子宮内膜症です。

どちらの疾患も、初期症状は生理痛や過多月経です。通常の生理痛の原因である子宮収縮の痛みは、鎮痛剤で抑え込むことができても、子宮筋腫や子宮内膜症になると、鎮痛剤では効かなくなってきます。

そのため、10代のときは鎮痛剤で何とか我慢できていたのが、20代、30代になって、先の疾患が悪化してくると、徐々に効かなくなってきて、飲む頻度も量もどんどん増えていく……といったケースが増加してくるのです。

排卵と内膜増殖を抑えて、痛みと出血を軽減する「低用量ピル」

生理痛の解決策として、最近はピルを服用する人も増えてきました。厚生労働省が処方薬として「低用量経口避妊薬（低用量ピル）」を認可したのは、1999年のこと。それまでの中高用量避妊薬と比べて、副作用のリスクが低く抑えられるとして、広く処方されるようになりました。

ピルの主な働きは、主に3つあります。1つは、排卵を促すホルモンの分泌を抑えることで、卵巣の排卵をストップさせること。もう1つは、子宮の内膜が厚くならないようにして、受精卵を着床しづらくすること。そして3つめは、子宮の入り口である子宮頸管の粘膜を変化させて、精子が入りにくくすることです。

子宮内膜が剥《は》がれ落ちたものが月経血ですから、ピルを飲むことで、生理のときの出血や痛みはごく少なくなります。さらに、排卵が抑えられるため、生理痛やＰＭＳ、ＰＭＤＤ、生理不順、子宮内膜症などに対して、保険適用されています。

この場合の低用量ピルは、月経困難症の治療薬「ＬＥＰ：Low dose Estrogen Progestin（低用量エストロゲン・プロゲスチン）」と呼ばれます。

一方、主に避妊を目的として処方される低用量ピルは、「ＯＣ：Oral Contraceptives（経口避妊薬）」と呼ばれて区別されており、こちらは保険適用外です。

ピルの長期服用で排卵を止め続けるリスク

低用量ピルが日本で解禁されてから、長期間服用し続けている人がとても増えたと感じています。私のところへ相談に来る女性たちのなかにも、「鎮痛剤は胃が痛くなるので」とか、「鎮痛剤が効かなくなってきたので」ピルを飲んでいる、という方が大勢います。２〜３年飲み続けているという方はざら、なかには10年以上飲んでいる方も珍しくありません。

ピルが日本で解禁される前は、長期間飲んでいる人のほとんどは、国外、特にアメリカに在住していたという人でした。しかし、国内で解禁されて以降は、日本でも生理痛で婦人科にかかると、医師の勧めで低用量ピルを服用するケースが急激に増えてきました。

低用量ピルは、頭痛や吐き気などの副作用が少なく、服用中止後も不妊になることもない。一般的にはそう理解されていますし、実際に、医師もそう患者さんに説明しています。

しかし、我々中医学に関わる専門家たちから見れば、そうとは言い切れません。歩かないと足がどんどん弱くなっていくように「使わないものは衰える」……これは一般的な動物の摂理ですが、特に漢方ではその考えが強く根づいているためです。

つまり、低用量ピルで長期間、卵巣に排卵をさせる能力を眠らせ続けることで、「妊娠力」が衰えてしまうことがある、ということです。長期間ピルを飲み続けていた人が、結婚をきっかけに妊娠を目指してピルの服用をやめても、「なかなか生理が再開しない」

「1年経っても妊娠しない」というケースを、私はこれまでに数多く診てきました。

漢方的には、女性ホルモンの働きが正常に行なわれるのは、生命力を司《つかさど》る機能である「腎」によるものと考えます。腎は生殖機能の調節の要《かなめ》であり、加齢とともに衰えるものです。腎は漢方的な概念の1つであり、西洋医学の腎臓とは異なります。

ピルは、本来、腎が調節しているホルモンを、外から人工的に補完するものですから、長期的に服用を続けていると、腎がその働きを鈍くしてしまうことがあります。すると、本来は加齢とともに自然に衰えていく腎の働きが、年齢よりもずっと早く衰えてしまうことになります。腎がエネルギー不足になった状態を「腎虚《じんきょ》」と呼びます。こうなると、生殖能力が真っ先に衰えてしまうのです。つまり、不妊症に陥ってしまうということです。

17年間のピル服用で無月経、無排卵になった40代女性

私のところへ来る女性の多くは、不妊症の相談のためにいらしていますが、ピルを若いころから服用し続け、30代、40代になって服用を中止しても生理が来なかったり、排卵がなかったり、排卵してもその質が悪かったり……といったケースが非常に多く見受

けられます。特に、30代後半から40代にかけては、加齢による自然な腎の衰えも始まるため、正常な働きを取り戻すことがより困難になってしまうのです。

先日診た、43歳の女性がまさしくそのケースでした。アメリカで看護師として勤務していた17年間、ピルを服用することで、強い生理痛を押さえつけていたといいます。

その後、結婚をきっかけに帰国し、子どもを望んでピルの服用を中止。ところが、３カ月たっても生理が来る気配がなく、不妊治療の専門病院へ通い始めました。そこで卵巣の余力を表すホルモンの検査（ＡＭＨ検査）を受けたところ、閉経に相当するほど数値が悪く、排卵もしていない状態にあることがわかりました。

医師からは、ホルモン剤を使って排卵を起こし、体外受精をしたらどうかと勧められたそうですが、「17年間も排卵を止める薬を飲んで、今度は排卵を起こす薬を飲むことに抵抗を感じて……」と、私を訪ねてきたのです。「無理に排卵を促して、またあの壮絶な生理痛が来るのも怖い」とも語っていました。

私は彼女の43歳という年齢から、生理を復活させれば妊娠の可能性は十分に残っていると考えました。そこで、働くことをやめてしまった腎を元気づけるための「補腎《ほじん》」をすると同時に、生理痛を引き起こす瘀血を改善するための漢方薬を組み合わせたものを勧め、養生についても説明しました。

それから4カ月後、再び相談に来た彼女は、「ようやく生理が復活しましたが、まだ量も少なく、経血の色も黒っぽい」とのことでした。私は、「あと3、4回生理が来れば、正常な量と色を取り戻しますから、そうしたら体外受精を始めてみたらどうですか」とお話ししました。

17年間眠らせ続けた卵巣が目覚めてくれれば、よい排卵も近々復活するでしょう、とお伝えすると、彼女も明るい表情になりました。

彼女は看護師というハードな仕事をこなすなかで、生理痛が来ることがさぞかし怖かったのだと思います。そのため、17年という長い間、ピルを中止することができなくなりました。その間に卵巣は、自身が働かなくても外から女性ホルモンがやってくるので、「私には用がないのね」と働くのをやめてしまった……というわけです。

ちなみに、彼女はその後、通常の月経が復活し、自然に排卵もするようになりました。そして、体外受精2回目で見事、着床に成功。現在は順調に妊娠中期を迎えています。

彼女のようなケースは、20代、30代に一生懸命仕事をしてきたキャリア女性に多く見られます。ピルの服用で長期間、痛みを押さえつけてきたために、30代後半から40代になって、いざ妊娠を望んだときに、本来なら必要なかった苦労をすることになりかねません。高齢出産を目指す場合は、時間的な余裕がないので、腎の復活にかかる時間も大きなロスになってしまいます。

3年間のピル服用で「血栓症寸前」と診断された女子高生

もう1つ、ピルの副作用として広く知られているのが、血栓症のリスクでしょう。実際に、ピルの処方を受けたことがある人は、医師からリスクについて説明を受けたり、血液検査で血栓症のチェックをしたことがあるかもしれません。

また、喫煙者や40歳以上の場合、ピルの服用にストップがかかることもあります。加齢やタバコも血栓症のリスク要因になるためです。

なぜピルが血栓症のリスクを高めるのかというと、ピルに含まれている女性ホルモンの作用によって、まれに、血液の塊である「血栓」がつくられてしまうことがあるためです。その血栓が細い血管に詰まることで、血管を閉塞し、脳梗塞や心筋梗塞、下肢動脈血栓症といった病気の引き金となってしまうのです。

漢方的な観点から見ると、血の巡りが滞《とどこお》っている瘀血体質もまた、血栓症のリスクが高い人といえます。そして、生理痛は瘀血体質の現れだと先に述べました。つまり、生理痛がある人は血栓症のリスクも高くなるため、ピルの服用には十分な注意が必要です。

先日はなんと、ピルの長期服用で、10代でありながら、血栓症になりかけたケースがありました。都内の高校に通う16歳のその女の子は、初潮を迎えた13歳のころから、強い生理痛に苦しみ、ピルを飲み続けていました。

その子のお母さんは、数年前から子宮筋腫や更年期のケアのために私のところへ通っていた方で、女の子が中学生のころに一度、生理痛の相談で連れてきたことがありました。そのお母さんもかなりの瘀血体質だったので、「娘も私の体質を受け継いでしまって……漢方を処方してください」と依頼されました。

たしかに娘さんは、生理痛だけでなく、頭痛にも苦しんでいて、クマがくっきり表れるほど顔色が悪い様子で、間違えようのない瘀血体質が見て取れました。そこで、私は血の巡りをよくする漢方を勧めましたが、「まずくて飲めない！」と続かず、ピルの服用でしのいでいたとのことでした。

ところが、16歳でコロナ禍がやってきたとき、「学校でワクチンの集団接種をすることになって……」と再びお母さんが相談に来たのです。新型コロナワクチンには血栓症のリスクがあると聞き、「血が固まりやすい瘀血体質で、3年以上ピルを服用しているし……娘は大丈夫でしょうか？」と不安を抱いていました。

そこで、私はワクチン接種前に血栓症の検査をすることを勧めました。今は「Dダイマー」という血液検査で、血栓症リスクを判断することが可能です。

お母さんはすぐにかかりつけの病院へ娘さんを連れていき、検査を受けさせたところ、果たして「血栓症寸前」という結果が出ました。10代の若さで血栓が見つかることは非常にまれであることから、担当した医師も驚いていたそうです。

医師はすぐにピルを処方している婦人科の医師に、血液検査の結果とともに、「ピルは中止するべきです」と連絡してくれました。ワクチンもひとまず、接種を見合わせることになりました。

娘さんも、その一連の経験からいろいろ学んだようで、その後は苦手な漢方薬もしっかり飲み、養生も進んで行なうようになりました。冷たいものの飲食を避けて、生姜湯を飲み、靴に使い捨てカイロを入れて冷えを予防したりもするようになりました。

若い体はさすがに回復も早く、2カ月後のDダイマーの再検査では数値は正常化し、血栓のリスクはなくなりました。半年後には瘀血も改善し、生理痛だけでなく、頭痛もなくなったことを、お母さんが報告してくれました。

血栓症リスクがほとんどないといわれる10代でも、体質によっては、ピルの長期服用によって血栓ができることがあります。最近では、ホルモンバランスで悪化したニキビの治療や、受験生がパフォーマンスを保つためといった理由から、10代の若年層がピルの処方を受けるケースも増えてきました。しかし、若いとはいえ、生理痛が重い場合には、瘀血体質である可能性が非常に高いため、ピルを服用する前に、一度血液検査を受けることをお勧めします。

誤解しないでほしいのですが、「ピルは飲んではいけない」と言いたいわけではありません。低用量ピルは、生理痛や過多月経、ＰＭＳやニキビなどの症状を抑えてくれる、女性にとっては駆け込み寺的な存在です。

しかし、先に述べた鎮痛剤を服用する場合と同様に、つらい症状を抑えるためにピルを服用する場合でも、なぜピルに頼ることになったのかを忘れないでください。つらい症状の原因を改善させるための行動をとってほしいのです。そのための漢方、そのための養生です。

そして、不妊症や血栓症のリスクを高めてしまう前に、できるだけ早くピルの服用を卒業することを目指してほしいと思います。

生理痛の先にある２大疾患「子宮筋腫」と「子宮内膜症」

生理痛は、血の巡りの悪い瘀血体質の現れ。先にそう述べました。そして、瘀血体質が招きやすい婦人科の２大疾患といえば、「子宮筋腫」と「子宮内膜症」です。瘀血から来る生理痛を長年放置した女性たちの多くが、この疾患に行き着くといってもいいでしょう。30歳以上の女性の２、３割に見られ、40代で最も多くなるといわれています。

子宮筋腫には、子宮の内側に良性筋腫ができる「粘膜下筋腫」、子宮の筋肉内にできる「筋層内筋腫」、子宮の外側にできる「漿膜《しょうまく》下筋腫」があります。筋腫は女性ホルモンが分泌されることで大きくなるため、閉経後は小さくなるという特徴があります。

生理痛と過多月経が主な症状で、そのほかに不正出血や腰痛、頻尿、便秘など、筋腫がある場所によって変わります。不妊症や流産の原因になることもあります。漿膜下筋腫の茎部《けいぶ》がねじれて「筋腫茎捻転《ねんてん》」が起こると、激痛に襲われることもあります。放っておくと腹膜炎など重篤な合併症につながることもあるのです。

悪性の腫瘍ではないため、無症状の場合は経過観察のみになることがほとんどです。

一方、症状が強く筋腫が大きい場合には、手術療法か薬物療法を行なうことになります。手術は開腹手術や内視鏡、腹腔鏡《ふくくうきょう》を使って筋腫のみを取り除く「筋腫核出術」か、開腹して子宮を全摘出する「単純子宮全摘術」があります。筋腫の大きさや場所によって方法は変わりますが、いずれにしても、その後の妊娠に影響が出ることがあるため、医師と相談しながらの慎重な選択が必要です。

薬物療法には、ピルや鎮痛剤、貧血改善のための鉄剤のほか、筋腫を縮小させるために女性ホルモンの分泌を抑制する薬を用いた「偽閉経療法」があります。偽閉経療法は、ホルモン剤を使ってわざと閉経状態にするものなので、ほてりやめまいなど、更年期障害と同様の副作用が出ることがあります。

一方、ＭＲＩ検査で比較的発見しやすい子宮筋腫と比べて、格段に発覚しにくいのが、子宮内膜症です。子宮の中央には、胎児を育てるための空間「子宮腔《くう》」があり、その表面を覆う粘膜組織を「子宮内膜」といいます。卵巣からのホルモンの作用で子宮内膜は厚くなり、受精卵がそこへ着床したら妊娠が成立、着床しなかったときは剥離《はくり》し、体外へ月経血として排出されます。これが、毎月の生理のしくみです。

この子宮内膜が、子宮腔以外のところに入り込んでしまうのが、子宮内膜症です。やっかいなのは、その子宮内膜の組織はあちこちにできてしまうところです。子宮の筋層や表面だけでなく、子宮外に飛び火することも珍しくありません。骨盤の腹膜やダグラス窩《か》（子宮と直腸の間にあるくぼみ）、膀胱《ぼうこう》や胃に入ってくることさえあります。

ちなみに、卵巣にできた場合は「チョコレート嚢胞《のうほう》」、子宮筋層にできた場合は「子宮腺筋症」といいます。チョコレート嚢胞は、卵巣がんとなることもあり、加齢するほどそのリスクは高くなるといわれています。

あちこちにできた子宮内膜の組織は、正常な内膜と同様に女性ホルモンの影響を受けるため、月経周期に合わせて増殖します。そのまま減退することもありますが、排出されることなく残留したり、周囲の組織と癒着を起こしたりすることもあります。それが痛みの原因となったり、卵管で癒着することで不妊症の原因となることもあります。子宮内膜症の症状は、生理痛だけではなく、できた場所によっては、排便痛や腰痛、性交痛を引き起こすこともあります。

治療は、対症療法であるピルや鎮痛剤の処方のほか、子宮筋腫と同様の偽閉経療法が行なわれることもあります。チョコレート嚢胞が確認された場合は、がん化や破裂のリスクがあるため、腹腔鏡手術、もしくは開腹手術で取り除くことが選択されます。

チョコレート嚢胞以外の子宮内膜症は、相当進行しないと、画像診断で見つけることが難しく、手術でも場所を特定することが困難なのが、非常にやっかいなところです。そのため、強い生理痛を抑えるために、長期間、鎮痛剤やピルを服用せざるをえなくなる人がとても多いといえます。また、薬の服用で一定期間症状が改善したり、手術で病変を切除したとしても、残った病変が再び増殖することもよくあります。そのため、子宮内膜症は繰り返し再発するケースが多いといわれているのも、特徴です。

帝王切開でようやくわかった「隠れ子宮内膜症」

先日、出産と同時に子宮内膜症だったことがわかった女性も、その１人でした。

その女性は37歳のときに、私のところへ不妊の相談でいらした方です。20代のころから、生理が来るたびに吐くほどの痛みに襲われ、悪寒《おかん》で震えが止まらなくなるほどひどかったそうです。「勤務先でも倒れて、何度か救急車で運ばれました」と話していました。

そんなにひどい状況でしたが、病院で複数回のＭＲＩ検査を受けても「原因不明」と診断されてしまうため、診断書がもらえず、休職申請ができなかったと嘆いていました。それどころか、そんなことが数回続いたために、社内ではすっかり変人扱いされてしまったそうです。「そんなに痛い人なんて聞いたことがない」「芝居をしているのでは」と、心ない言葉をかけてくる人もいたといいます。

病院ではピルを勧められましたが、本人は妊娠を希望していたため、鎮痛剤でなんとかしのいでいました。しかし、子宮内膜症の痛みは鎮痛剤では抑え込めないほど強烈です。そのため、生理が来るたび、仕事や生活に大きな支障が出ていました。

私は彼女の症状から、腹膜などに内膜組織が飛び散り、癒着を起こしているために、猛烈な痛みが発生しているのでは、と予想しました。それを伝えると「先生から診断書を出してください！」と泣きつかれましたが、私の医師免許は中国のものなので、日本で診断書を出すことはできません。そのため、できる限りの漢方治療をさせてもらいました。

漢方では、子宮筋腫も子宮内膜症も、そもそもの原因である瘀血を取ることが最優先の治療方針になります。滞ってしまった血の流れを復活させることで、内膜の滞留をなくしていくことを目指しました。

重症の瘀血を速やかに改善するためにも、漢方薬の量を通常より増量したところ、幸いなことに、半年も過ぎたころには症状の緩和が見られるようになりました。「嘔吐や悪寒がなくなり、動けなくなるということもほとんどなくなりました！」と報告してくれました。生理初日は1日4回、2日目は1日3回服用していた鎮痛剤も、初日3回、2日目2回まで、減量できるようになりました。

さらに半年後にはめでたく妊娠しましたが、おなかが大きくなるにつれて排便痛に悩まされるようになりました。排便痛は、子宮内膜症によくある症状の1つです。まだ治りきっていないことがわかったので、妊娠中も瘀血改善の漢方は続けてもらいました。

その後、38歳で本人が強く希望していた帝王切開による計画分娩で無事、出産することができました。執刀医が開腹したとき、おなかのあちこちに子宮内膜の組織が飛び散っていたことがわかったそうです。腹膜や胃大網膜、ダグラス窩などの広範囲に、クモの巣のように病巣が広がり、複数個所で癒着を起こしていたといいます。それらすべてを除去してくれた医師も「これじゃ相当痛かったですよね」と話していたそうです。

その担当医はちょっと変わった人のようで、除去した内膜組織をビンに入れ、ホルマリン漬けにしてプレゼントしてくれたとか。さらに驚いたことに、彼女は退院するとその足で勤めていた会社へ直行し、そのホルマリン漬けにした内膜組織を人事担当者へ見せたそうです。

そして「ほら、嘘じゃなかったでしょ、と言ってやりました！」と晴れ晴れとした様子で話していました。「会社も、今まで検査した医師も、どんなに『痛いんです』と言っても信じてくれなかった。邱《きゅう》先生だけが信じてくれて、痛みを取り、妊娠ができる体にしてくれました」と泣きながら話していました。

体の痛みもそうですが、精神的な苦痛も相当あったのでしょう。猛烈に痛いのに、診断がつかず、10年以上、会社で仮病扱いされ、とても孤独だったのだと思います。普段はとても物静かで我慢強い人なので、出産直後、身の潔白を証明するために思い切った行動に出たのには驚きました。それほど、悔しい思いを長年、ため込んできたのだとわかります。

子宮内膜症の痛みは、嘔吐や悪寒を伴うほど壮絶なのに、診断が難しい。そのために、彼女のような精神的につらい状況に陥りやすいといえます。

似たケースはこれまでに多く診てきましたが、あまりの苦しみから「いっそ子宮を取ってしまいたい」とまで言う人もいました。その方は実際に、大学病院の婦人科に全摘の相談に行ったことがあると話していました。医師からは「実費になってしまいますよ」と言われましたが、「それでもかまわない」と訴えたそうです。

その女性は、性交経験のない独身女性でした。これから好きな人ができて、結婚や妊娠をする可能性もある。それでも「取り除きたい」と思うほど、子宮内膜症の痛みは心身ともに女性を追い込んでしまうことがわかります。

生理痛の先に、子宮筋腫や子宮内膜症がある。そして、さらにその先にやってくるのが、不妊症です。不妊症と漢方についての詳細は、第3章の最後でお伝えしていきます。

第２章　生理でわかる漢方的体質

体質を左右する4つの要素

本章では、漢方から見た生理と体質の関係について解説していきます。

漢方では、人にはそれぞれ「体質」があり、その体質ごとに現れやすい不調があると考えられています。たとえば、第1章でお伝えした通り「血の巡りが滞っている瘀血《おけつ》体質であれば、生理痛が現れやすくなる」というわけです。

では、この体質は何で左右されるのかというと、「**気**」「**血**」「**水**」「**精**」の4つが強く影響しています。これらは、漢方で人体を構成する最小単位の物質であると考えられています。このうち、気、血、水が人体のなかで絶え間なく流れ、精は腎に蓄えられます。それらが共に働くことで、体の生理機能が維持されているのです。

「気」は、「エネルギー」という言葉に置き換えるとわかりやすいでしょう。体を動かしたり、血や水を体のなかで絶え間なく動かしたりする働きを担っています。また、汗や尿、便などの排泄物《はいせつぶつ》を体外へ排出したり、各内臓の機能を促進するのも、気の仕事です。

その他に、体温を維持する「温煦《おんく》作用」、病気の原因となる外敵の進入を防ぐ「防衛作用」、過剰な排泄や出血を防ぐ「固摂《こせつ》作用」なども有しています。

つまり、気が衰えれば疲れやすくなって何をするのもおっくうになり、低体温となって手足は冷え、胃腸は弱くなって風邪を引きやすくなる――といった「気虚」体質になります。

「血」は、漢方では「けつ」と読み、血液そのものも含まれますが、全身の各器官へ栄養や潤いを届ける働きを含めた総称です。血は、水とともに気によって全身に運ばれ、各器官だけでなく、精神活動の栄養にもなると、漢方では考えられています。

血が不足すると顔色が悪くなり、髪や肌が乾燥して爪も薄弱になります。栄養が不足することからめまいや立ちくらみを起こし、集中力が落ちたりもの忘れも多くなるのが特徴です。この体質を、「血虚《けつきょ》」といいます。

「水」は胃液、腸液、リンパ液、細胞間液、唾液《だえき》など、体内を潤す水分の総称で、「津《しん》液《えき》」とも呼ばれます。気によって全身を運行しており、体を潤わせると同時に、体の動きを円滑にする働きを担っています。水の一部は気の作用で血に変化するため、水の不足は血の不足にもつながると考えられています。

水の不足では、皮膚や目が乾燥し、口が渇《かわ》くなどの症状が現れます。関節が動かしづらくなったり、痛みが出ることも。水の不足が「血虚」をより進めてしまうこともあります。

「精」は性機能や生殖機能を維持したり、成長や成育を促進したり、衰えや老化を緩やかにするエネルギーのこと。臓腑の1つである「腎」に蓄えられているため、「腎精《じんせい》」とも呼ばれます。

精の一部は、両親から受け継がれます。親の体質や体つきが子どもに似るのは、このため。実際、生理痛のある患者さんの娘さんは、同じように生理痛が出るケースが多く見受けられます。

水と同じく、精の一部も血に転化するため、精が足りなくなると、血も不足しやすくなります。

精の不足は、性欲減退や見た目の老化、抵抗力の低下などを招きます。子どもの場合は発達の遅れ、成人女性の場合は不妊や流産、成人男性の場合はＥＤのリスクを高めます。また、精は体の抵抗力にも関わりが深いため、不足すると病気にかかりやすくなり、治りも悪くなります。

さらに、女性の場合は７年サイクルで精が変化するのも特徴です。14歳で初潮を迎え、21歳から28歳でピークとなり、35歳から衰えが始まる……というように、７年周期で変化していくのです。これについては後ほど詳述します。

漢方で考える「正常な生理」とは

体質を構成する先の４つの要素のなかで、特に生理痛の有無と関係してくるのが、「気血精」です。子宮を「ダム」、月経を「ダムの放水」にたとえてみましょう。血と精が充実していれば、ダムには新鮮な水がたっぷりと満たされた状態になります。そして、気が充実していれば、ダムの水門は必要に応じて堅牢《けんろう》に閉じて水を保ったり、適切な時期が来ればしっかりと開いて水を出し切ることもできるのです。気血の巡りがよければ、水門は錆《さ》びることなく、健全にその機能を維持することができます。

逆に、血と精が不足すれば、ダムの水は枯渇《こかつ》したり、十分な量が保持できなくなります。気血の巡りが悪くなれば、水門は錆びついてその機能を落とし、ダムの放水時期が来てもジリジリとしか開かなくなったり、逆にしっかりと閉めることもできなくなります。水路が詰まることでさらに放水は滞《とどこお》り、ダムのなかの水はよどんでしまいます。

つまり、錆びついた水門を無理やりこじ開けたり、そこからよどんだ水（経血）を放水することでダム（子宮）に負担をかけてしまう――これが、瘀血体質が生理痛を伴う理由です。つまり、生理痛がある人はもれなく「気血精が足りずに血が滞った瘀血がある人」といえるわけです。

体質を知るうえでは、女性の場合は毎月の生理の様子から見分けることができます。私たち中医師は、生理のときの痛みの有無、生理中やその前後にある不調、経血の色、生理周期などから患者の体質を見分け、治療方針を立てていくのが通常です。

そもそも、生理はその名の通りノーマルであること、正常であることが当たり前であると、漢方では考えられています。つまり、「痛みがないこと」が当然であると同時に、何よりも重要な、正常な生理の絶対条件であると考えてください。

そのため、漢方で考える「理想の生理」は、まずは痛みがないことが大前提。周期は28日±3日以内が理想ですが、個人差はあるので、24～32日の間で一定の周期で来ていれば問題ありません。周期が急に長くなったり、短くなったりしたときは、何らかの異常が起きている可能性があります。月経期間は４～５日間が標準的です。

月経血の質は、塊や粘りがなく、糸を引くこともないサラリとした状態であること。

色は鮮やかで薄くもなく、黒くもないことが大切。経血量には個人差がありますが、多い日でもナプキンが２時間以上もつなら問題ないでしょう。

また、精神的にも不調がないことも重要です。生理前後にイライラや落ち込みなど、いわゆるＰＭＳ（月経前症候群）やＰＭＤＤ（月経前不快気分障害）があるのも、異常があるサイン。西洋医学では黄体ホルモンの影響によるものと見られていますが、漢方的には黄体ホルモンと卵胞ホルモン、２つのホルモンのバランスがとれていれば、気分障害も出ないものと考えられています。

　年齢が高くなれば、周期や経血の量は多少変化してくることもあり、それは自然がもたらすことなので、正常範囲と考えてよいでしょう。どの年代でも共通しているのは「痛みがないこと」が重要ポイントであるということです。

　ときどき、「初日だけ少し痛むけど、２日目からなくなるから問題ないです」という人がいますが、初日であろうと、多少の痛みであろうと、それは間違いなく、異常のサインです。

つい先日も、妊活をしている43歳の女性が、「生理期間がこれまで1週間だったのが、最近は4日で終わるようになりました。これって異常ですよね？　妊娠に影響ありますよね？」と相談に来ました。問診を始めたところ、しばらくたってようやく、「10代のころから重い生理痛がある」と話してくれました。

私からしてみれば、生理期間が短くなることよりも、長年の生理痛のほうが大問題です。妊娠に大きく影響するのは、圧倒的に生理痛の有無のほうですから。しかし、本人は生理期間の変化については大事《おおごと》として受け止めている反面、長年続く生理痛については、まったく深刻に考えていませんでした。生理痛があるのが当たり前になっていて、それを解決しようとする発想すら持っていなかったのです。

私がそう伝えると、「生理期間が短くなって慌てて来たけど……私には20年以上前からすでに問題があったんですね……！」とショックを受けていました。

母親の瘀血体質は娘に受け継がれる

この女性の場合には初潮のころからですから、生理がある間じゅうずっと、生理痛と付き合ってきたわけです。これは特別珍しいケースではなく、初潮から閉経までずっと生理痛がある女性はたくさん存在しています。

なぜそうした女性が多いのかというと、その母親も同じように「生理痛があるのが当たり前」という認識であることが影響している部分もあると私は考えています。娘が初潮を迎えて生理痛を訴えても、「生理とはそういうものよ」「子どもを産んだら軽くなるわ」と言うだけ……という母親は少なくありません。

先に、体質を決める４つの要素「精」の一部は、親から受け継ぐと述べました。つまり、母親が瘀血体質である場合、娘もまた同じ体質になる可能性が高くなる、というわけです。そして母親がずっと生理痛があるのが当たり前の生活をしているために、娘に生理痛があってもそれを異常と受け取れなくなってしまうのです。母子で負のループに陥っているわけです。

不妊治療で相談に来ていた40代の女性は、ある日、「11歳の長女の初潮が来るのをできる限り遅らせたい。先生、漢方にそんな薬はないですか？」と言ってきたことがあります。これからまた自分も妊娠したいし、下に未就学児もいる。そんな状況で長女に生理が来たら、生理痛で不安定になる彼女の世話まで私はできない……そんな心配を抱えていたのです。

その女性自身も、初潮のころからの重い生理痛に苦しみ、子宮筋腫と子宮内膜症を併発し、そのあげく不妊症になり、漢方を使いながらの体外受精で苦労して長女を出産していました。第二子は自然妊娠ができて、今は生理痛もかなり軽くなりましたが、思春期のころは、生理の痛みと精神的な不安定から、親御さんに対してきつい態度をとっていたのでしょう。そのイメージから、自分も娘に同じことをされるのではと考えたわけです。

私は、「たぶん娘さんはあなたの瘀血体質を受け継いでいるでしょう。ご心配の通り、放っておいたら、たしかに生理痛で大変になるかもしれません。だから、私のところへ連れてきてください。今から体の準備をしておけば、娘さんもあなたも苦労することがなくなりますから」とお話ししました。

体質を知ることで、準備ができる

漢方で体質を知るメリットには２つあります。まず、症状が出ているときには、効果の高い治療方針を立てやすくなるということ。そしてもう１つは、その体質に現れやすい症状が出ないように、事前に予防対策ができるということです。

先の娘さんでいえば、お母さんから瘀血体質を受け継いでいる可能性があるわけですから、血の巡りが悪くなるような行動を避け、巡りを促す漢方や養生をしておけば、かなりの高確率で穏やかな初潮を迎えることができます。そのお母さんが望んだように、初潮を遅らせる必要はまったくありません。ピルや鎮痛剤のお世話になる必要もなくなり、その後も生理が勉強や仕事のハンデになることもなく、ずっと楽に生きていくことができるようになるでしょう。

早めのケアで、不利な体質を覆《くつがえ》すことができた女の子の例を１つ、紹介しましょう。

その子は９歳のときに、円形脱毛症の相談で母親が私のところへ連れてきた女の子でした。いつも頭痛があるそうで、手を触るとひんやりとして冷たく、とても元気のない様子。顔色も悪く、瘀血体質がはっきりと見て取れました。

私は「この子はこのまま初潮を迎えたら、きっと強い生理痛に苦しむから、今からケアを始めませんか」とお話ししたのですが「まだ初潮も来ていないのにそんな不吉なこと……」と、お母さんは少し気分を害した様子でした。

結局、円形脱毛症が治ったあとは顔を見せなくなっていたのですが、それから3年後、その女の子が1人で私のところへやってきました。そして、「生理が来たのですが、先生が言う通り、生理痛がひどいんです。ＰＭＳも頭痛もあります。また治してください」としっかりとした目で相談してきました。母親からお金をもらって、ちゃんと自分で予約を入れてきたのには、感心してしまいました。その子は瘀血を取る漢方薬と養生で、速やかに生理痛、頭痛を解消することができました。

彼女はその後、漢方を勉強したいと薬学部に進学しました。「先生のところで勉強させてください」と頼まれたので、「西洋の薬の勉強も必要だから、調剤薬局で3、4年働くといいですよ。そのあとでうちで働けば」と伝えました。約束通り、その子は今は調剤薬局で働いています。数年後には、私の薬局のスタッフになる約束をしています。

初潮から重い生理痛に苦しみ続けていたら、薬学部のハードな勉強にはついていけなかったかもしれない。そう思うと、早い段階で対処できたことが、本当によかったと思えるケースでした。

瘀血体質とはいえ、いきなり子宮筋腫や子宮内膜症、不妊症になるわけではありません。まず最初に生理痛があり、経血に塊が混ざり……といった「未病」の形をとったサインが現れます。それを長年、放っておくことで、様々な疾患のリスクが高まっていくのです。

そうなる前に、体質に合わせた対策をしておくことで、これらのリスクを限りなく減らしていくことができる。これが、漢方の強みです。

「何となく不調」に対応できるのが漢方の強み

10代の生理痛については、婦人科へ行ったとしても、ピルもしくは鎮痛剤による対症療法しか対応法がないのが現状です。20代、30代の女性についても、「内膜症の可能性があるけど、今は軽いから大丈夫でしょう」「筋腫があるようですが、まだ小さいから経過観察しておきましょう」「痛みを抑えたいならピルか鎮痛剤、どちらか飲みますか」といった対応がほとんどです。「痛みをゼロにする体質に改善していきましょう」とはなりません。

私は、うちに来る女性たちからそうした話を聞くたびに、悔しさを感じています。痛みがある、経血に塊がある、体が冷えている……そのサインが出た段階で、しっかり体質に合わせた対策をしていれば、「どれだけ人生が楽になっただろう」と思うからです。

この「病気に向かっている状態から回復させる」のが、漢方の最大の特徴ともいえます。病気と診断されにくい、女性に多い症状――生理痛、不妊、冷え、めまい、慢性疲労などに対して、漢方が広く用いられるようになったのは必然だったといえるでしょう。

特に近年、不妊治療においては、漢方的な治療を選択したり、西洋医学と併用する人がとても増えたことを実感しています。

漢方は数世紀の「観察」で積み上がった医学

「気」「血」「水」「精」の4要素が影響する体質の概念は、漢方独特のものです。

西洋医学のように、ラボで試験をして科学的に病気の因果を突き止めていく……といったプロセスで構築されたものではなく、数世紀の間、中医学者たちが人間を観察することで見出してきた概念です。

たとえば、瘀血という体質では、血管力がまず低下し、血流が悪くなって体の浄化機能が落ちる。そこから筋腫や内膜症、ポリープや嚢腫《のうしゅ》など、もともとそこにない異物が発生し、異形成が起こりやすくなる――これらは、漢方が初めて書物にまとめられた１８００年前（２０００年前という説も存在する）から、何世代にもわたって行なわれてきた患者の観察と、治療の分析・検証といった膨大な臨床データから割り出されたものです。そのため、その理論と治療法が覆《くつがえ》ることはめったにないほど、確実なものであると私は考えています。

ときどき西洋医学では、新薬による重篤な薬害が報告されることがありますが、漢方で使われている生薬については、そういった薬害報告はほぼありません。もちろん、薬ですから使い方を間違えたときには副作用はゼロではないでしょう。とはいえ、生薬は効き目もマイルドなので、西洋の薬のように副作用が激烈に現れることはめったにありません。

病名を診断してそれに対応した薬を処方する現代医学とは異なり、漢方では体全体を観察し、体質や病態に応じて治療を行ないます。いわば、**病気ではなく、病気を招いた「体質を治す」のが漢方の治療目的**となるのです。

「現代病」の解決法としても求められる漢方

古くからある不調に対する治療が確立されている漢方ですが、昨今では、現代ならではの不調に対しての解決法としても、ニーズが高まってきたことを感じています。

たとえば、アレルギーやストレスがそのいい例といえるでしょう。

私がまだ子どもだったころ、中国では自然豊かな環境が保たれていました。中国北部の田舎に住んでいたころは、新しい建物が建設されているのを見たこともなかったほどです。飲食店などもないので、食べ物もほとんど自給自足。人々の移動は徒歩か自転車でした。その後、大学進学とともに北京に移ったときも、まだ自然環境は十分に残されていたと記憶しています。

ところが、２０００年代に入ったころから、急激に近代化が進み、それまであった建物はほとんど取り壊され、近代的な建物が次々と建設されていきました。工場も次々と作られ、どの道も自動車であふれるようになりました。大気汚染、水質汚染が急激に進み、環境破壊がものすごいスピードで進んでいったのを目《ま》の当たりにしました。

近代化が加速したそのころ、不自然なほどカラフルな食べ物が世の中にあふれだしたことを、私はよく覚えています。色鮮やかなだけではなく、妙に長持ちすることにも違和感を抱いていました。多くの人が自給自足の食べ物から、添加物だらけの加工食品を口にするようになったのも、大きな変化だったと思います。近代化の波に押されて人々の労働もどんどん過酷になり、過労が問題視されるようになりました。

こうした環境、食べ物、労働が大きく様変わりすることで、ストレスを抱える人が急激に増えていきました。メンタル疾患やアレルギーを抱える人、中国女性にはほとんど見られなかった不妊症や生理痛がある人が現れてきたのも、このころです。

これらはたいていの場合、原因不明で診断が難しく、西洋医学ではつらい症状を抑えるくらいしかできません。そのため、漢方に解決を求める人が少なくなかったのです。

日本においても、医療施設の漢方外来などでは、アトピー性皮膚炎や気管支喘息《ぜんそく》など、アレルギー疾患治療のために訪れる患者さんが最も多いと聞きます。

２０００年以降の環境の急激な変化が原因ではないかと指摘する漢方の先生方は、少なくありません。化学物質が人々の体に変化をもたらしていると考える先生もいます。これもまた、数百年の観察を経て、漢方の歴史のなかで今後、分析、検証されていくのだろうと思います。

女は7の倍数で体が変化する

体質の変化とは別に、先に述べた通り、漢方では女性は精の変化によって「7の倍数」の年齢で体にも変化が訪れると考えられています。これは不調のあるなしに関係なく、すべての女性に共通して訪れる変化です。

0歳から14歳で初潮を迎え、21歳で性的に成熟し、28歳で女性ホルモンの分泌量がピークとなって、子宮や卵巣の働きが最も順調な時期を迎えます。妊娠力の成熟期で、妊娠、出産に最も適した状態となります。

35歳を迎えると、女性ホルモンの分泌がやや衰え、卵巣、子宮の働きも緩やかに下降しはじめます。卵子の質が低下したり、経血の量が減ることもあります。

42歳を迎えると、生殖エネルギーは急激に下降。排卵はしても卵子が小さかったり、受精卵として成長する率が下がるようになります。子宮内膜の厚みも減るので、経血量もさらに減少します。その後、49歳で閉経を迎えるのです。

ちなみに、漢方では閉経したときの年齢を「身体年齢49歳」と認識します。つまり、より高齢で閉経するほど「実年齢よりも体が若い」と見立てるわけです。

この7の倍数の年齢で生殖機能やホルモンの変化の節目があるという考えは、中国最古の医学書である、１８００年前までにまとめられた『黄帝内経《こうていだいけい》』にすでに記されていたというのですから、驚きます。

現代女性にこれを当てはめてみても、さほど違いはないのではと私は感じています。平均的な初潮年齢は13歳、閉経は50歳ですから、それぞれ1歳ほどのズレがある程度です。

こうした性的なエネルギーの変化の波を頭に入れて、先んじて養生をしておくことで、体の変化を緩やかにし、老化をできるだけ後ろ倒しにすることも可能です。

また、現代は晩婚化や35歳を超えた高齢出産も増えていますから、しっかり備えることで、生殖エネルギーのピークを可能な限り維持することも必要になるでしょう。

そのためには、体だけでなく、心の老化の波も合わせてやってくることを想定しながら、気血を補う行動をとると同時に、不養生は徹底的に避けることが重要です。具体的な対策については、体質別の養生法を解説した次章を参考にしてください。

漢方で行なわれる4つの診察法

漢方では、体質を知るために「体全体を観察する」と、先に述べました。

これを、専門的には「弁証」といいます。

患者から情報を集めることで、そのために行われるのが「**問診**《もんしん》」「**望診**《ぼうしん》」「**聞診**《ぶんしん》」「**切**《せつ》**診**《しん》」という4つの行為です。これをまとめて「四診《ししん》」といいます。

それぞれの内容については、次の通りです。

問診：西洋医学でも行なわれている通り、患者から主な症状や状態、既往歴などを聞き取ること。
望診：全身や局所、舌の状態を診ること。特に舌の状態を診ることを「舌診《ぜっしん》」という。
聞診：患者の声を聞いたり、体臭や分泌物、排泄物の匂いを嗅ぐこと。
切診：体に触れたり、脈をとること。脈をとることを特に「脈診《みゃくしん》」という。

四診はたいていの場合は同時に行なわれます。得た情報を分析し、治療方針を立てていくのが弁証です。

四診のなかでも、特に漢方で重要視されているのが、問診です。今現在の状況だけではなく、過去の状況やこれまでに行なった不調に対するケアについても聞き取ります。そしてそのケアで不調がどう変わったのか、その不調は季節や環境、月経のサイクルによって影響があるのか、あるとしたらどんな影響があるのかなど、かなり多岐にわたった内容が含まれます。

昔と違って、現代は西洋医学で筋腫や内膜症、卵巣嚢腫やポリープなどの病気が見つかるようになったことから、その病気から体質を測ることもできるようになったといえるでしょう。先に述べた通り、筋腫や内膜症は、瘀血の現れと診ることができます。

同じ生理痛であっても、その原因となる体質は異なっていたり、もしくはタイプの違う体質を併せ持っているケースもよくあります。特に女性は、生理についての問診は体質を見極める大きな材料となります。それについて、次項で詳しく解説していきましょう。

生理の特徴でわかる6つの体質

女性は体質によって、生理の痛みの有無だけでなく、痛みがいつ来るのか、周期や日数、経血の色などに違いが現れます。

漢方では体質の分け方にいろいろな考え方がありますが、生理で見分けるうえで、主に挙げられるのは、次の6タイプになります。

①瘀血《おけつ》　②気虚《ききょ》　③血虚《けっきょ》　④気滞《きたい》　⑤寒邪《かんじゃ》　⑥熱邪《ねつじゃ》

それぞれの生理の特徴と合わせて、順に見ていきましょう。

①瘀血

これまで複数回出てきた通り、血の巡りが滞りやすい、生理痛が最も出やすい体質です。生理痛がある人は、ほぼ瘀血であるといっていいでしょう。私のところに相談に来る女性は、ほぼ全員、瘀血が見られます。瘀血でない人はめったに見られないほど珍しいものです。

生理前になるとおなかがぽっこりと膨らみ、生理が来そうと思っても、なかなか始まらないのが特徴です。生理が始まると同時に痛みが出て、出血量が多いほど痛みも強くなります。

出血量は、生理が始まったばかりは少なく、数時間後から多くなっていきます。ダラダラと出血が続きやすいために、生理の日数は長くなりやすいといえます。経血の色はくすんだ赤黒い色で、粘りがあり、レバー状の塊が出ることもあります。

瘀血体質の人には子宮筋腫や子宮内膜症、子宮ポリープを持っている方が非常に多く見られます。妊娠においては、卵子の質やホルモンバランスに問題がなくてもなかなか着床しない、あるいは着床しても稽留《けいりゅう》流産してしまうケースが少なくないのも、瘀血の特徴です。

舌や唇、歯ぐきが紫っぽく、顔にはクマ、くすみ、シミやそばかすが出やすいといったのが見た目の特徴です。日焼け跡や傷跡がなかなか消えないのも瘀血ならではです。

瘀血はストレス、冷え、過労で悪化していきます。また、瘀血の悪化には、長時間座ったままのライフスタイルや加齢、体質（母親から受け継ぐケースも多い）との関連性も高いといえます。瘀血の人の手足に触れると、驚くほど冷たいことがほとんどです。また、痛みやこわばりが出やすいのも特徴で、頭痛や肩こりがあるケースも多く見受けられます。

舌の表面には紫色や茶色の斑点が見られ、全体的に紫っぽい色をしています。舌の裏側には「舌下《ぜっか》静脈」という血管があるのですが、それがどす黒く怒張《どちょう》している場合は、筋金入りの瘀血といえます。

②気虚

体のエネルギーである「気」が不足している体質を指します。疲れやすく、常にだるいので、行動も思考も停滞しやすくなります。

生理前になると体がむくみ、生理中は眠気が強くなったり、下痢を起こしたり、疲れやすくて食欲が落ちたり、風邪を引きやすくなるのが特徴です。体に必要なものを留める力が弱いため、不正出血や月経周期が早まるといったことが起こりやすくなります。生理痛はほとんどありませんが、「瘀血」を併せ持っている場合は強い痛みがあります。

また、妊娠時においては、胎児の通路となる子宮頸管は通常は妊娠周期が進むにつれてゆっくりと短くなっていきますが、気虚の場合は早期に短くなることがよく見られます。そのため、子宮頸管無力症による切迫流産を起こしやすくなるので、注意が必要です。

経血の色は薄くて水っぽく、量は少ないのですが、気虚が増悪すると、極端に量が多くなり、色もさらに薄くなります。ダラダラと生理が続きやすく、なかなかスッキリと終わりません。

顔色が悪く、声は小さく、動きは緩慢《かんまん》。胃腸が弱くて胃下垂《いかすい》の人が多く、風邪を引きやすいのも特徴。睡眠不足や過労、空腹に極端に弱いので、無理が利かないタイプです。体温は低めで、天気や気温、気圧の変化に体調が翻弄《ほんろう》されやすいといえます。

気虚がある人の舌を診ると、ふちに歯の跡が凸凹《でこぼこ》とついていて、口角からはみ出るほどぽってりとした大きさがあります。

第1章で述べた通り、日本女性にとても多いのが、この気虚です。この体質をベースに、瘀血を併せ持っているため、「いつも疲れていて生理痛がある人」が日本人女性の大きな特徴といっていいでしょう。

私が昨今、気になっているのが、もともと気虚が多い日本女性の多くが、ダイエットをし過ぎてさらに症状を悪化させていることです。

先の通り、気虚はもともとエネルギー不足で空腹に極端に脆弱《ぜいじゃく》です。さらに食事を極端に減らしてしまえば、当然ながらガス欠を起こしてしまい、体力も気力も失ってしまいます。若い女性の過度なダイエット志向は、気虚を加速させて体に大きな悪影響を与えてしまうので、注意が必要です。ダイエットをしていなくても、朝食を抜く、あるいは飲み物だけですませているという人は、やはり同じ原理で気虚に陥りやすくなります。

③血虚

血の不足があるために顔色が悪く、めまいや立ちくらみ、不眠を起こしやすいのが、血虚です。

生理の終わりごろ、もしくは終わったあとに、腹部や腰に痛みや重み、だるさが出ます。経血の色は薄く、サラッとしていて量は少なめ。生理の日数も、若いころは５〜７日間あったのが、歳《とし》を重ねるにつれて３〜４日と短くなっていく傾向があります。

生理周期は遅れがちで、40日以上ある人も珍しくありません。また、血虚が進むと、生理が来なくなる無月経になったり、不妊や流産につながることもあります。

栄養が全体的に足りないため、顔色が悪く、髪や肌が乾燥していてかゆみやフケが出やすくなります。爪も薄くてすぐに割れてしまうのも特徴です。

肉（特に赤身）を好まず、あっさりとした食事に偏《かたよ》りがちなのも、血虚の現れです。

特に、朝食に白米や白パン、ヨーグルト、牛乳などの白っぽい、または淡色の食べ物、飲み物ばかりとる人は血虚に陥りやすいといえるでしょう。また、夜更かしや頭や目の使い過ぎも、血を著しく消耗させるため、血虚を加速させます。

血は精神面にも栄養を与える働きがあるため、血虚は不安や落ち込み、不眠やもの忘れなど、精神的な症状が出ることがよくあります。それらは生理が来ると、さらに強く出る傾向があります。

舌は色が薄くて白っぽく、表面に裂け目があることも。気虚を併せ持つ場合は、ぽってりと大きくて白っぽい舌になります。

妊娠、出産、授乳などで大量の血を消耗したのちに、血虚に大きく傾く女性はとても多いといえます。年齢が若いのに卵子の質がよくなかったり、妊娠しにくくなったりすることも。また、赤ちゃんが平均よりも小さかったり、出産後に母乳が出にくかったり、産後うつになったりといったトラブルが起こりやすくなります。そのほかにも、手術や病気で大量の出血があったときや、不正出血が続いたとき、不妊治療や排卵誘発剤などを長期服用したあとも、血虚が増悪しやすいときです。

女性は「7年×5倍」にあたる35歳を過ぎると、気虚、血虚の体質がより顕著に現れやすくなります。そのため、経血量は減り、周期は短くなり、卵子の質が落ち、子宮内膜が薄くなるといったことが起こることから、徐々に妊活に不利になっていきます。

④気滞

気の巡りが停滞しやすい体質で、体の様々なところにはりや痛みが出やすくなります。生理の不調のピークが、生理前の１週間に集中するのが特徴です。生理前に腹部や胸のはりや痛みが出て、生理が始まると楽になります。精神不安定にもなりやすく、イライラしたり怒りっぽくなったり、逆に落ち込みやすくなることも。過食になったり、食欲不振になったりと、食欲にもムラが現れます。

普段から便秘になりやすく、生理前になるとそれが悪化しやすくなります。逆に、普段からおなかが緩い人は、生理前に下痢を起こしやすくなります。

生理の周期は不安定でズレやすく、いつ来るか見当がつきづらいといえます。生理日数は4～5日と普通で、経血の色、量は通常です。ただし、気滞は瘀血を誘発することがよくあるため、その場合は出血が長く続くなど、瘀血の月経の特徴が現れます。

ニキビや肌荒れ、むくみが出やすく、肩こり、首こり、おなかがはってガスがたまりやすいのも特徴です。

舌はピンクっぽい淡い赤さです。

緊張、焦り、不満などのストレス感情に極端に弱く、気滞の症状を悪化させる一番の要因にもなります。受験や資格試験などのプレッシャーが強くかかる出来事や、入社、転職、転勤、昇進などの環境変化、合わない上司や部下などの人間関係のストレスをきっかけに気滞になるケースも多く見られます。

痛みやはりが精神的なストレスの状態に左右されやすいのも、気滞ならではの特徴です。自律神経失調症、うつ病などの精神疾患になりやすいので、早めのメンタルケアが重要なタイプです。

⑤寒邪

漢方では、病気の原因になるものを「六因（六淫《りくいん》、六気《ろっき》）」、「内因（七情《しちじょう》）」、「不内外因（飲食の不摂生、外傷、寄生虫など）」と分類し、まとめて「三因」と呼んでいます。

六因は、自然現象のなかに現れる「風《ふう》、寒《かん》、暑《しょ》、湿《しつ》、燥《そう》、熱《ねつ》（暑熱《しょねつ》）」のことで、これらが突然、あるいは激しく変化すると「邪」という人の体に悪影響を与えるものとなり、発病させると考えられています。「寒邪」はそのなかの１つです。

ちなみに、内因（七情）はその名の通り「喜《き》・怒《ど》・憂《ゆう》・思《し》・悲《ひ》・恐《きょう》・驚《きょう》」の７つの感情を指しています。

六因はすべて人の口や鼻、体表から体内に入ります。寒邪は体に入り込むことで、体を冷やして寒がりとなりますが、現代は冬の寒さだけではなく、冷房の影響で寒邪となるケースも増えてきました。温暖化による猛暑によって、室内外の気温差が年々極端になることもそれをエスカレートさせています。灼熱《しゃくねつ》の屋外から冷房で冷え切った室内という急激な温度変化は、寒邪を増悪させる原因となってしまうからです。さらに、冷たいものの食べ過ぎ、飲み過ぎでダイレクトに体内を冷やすことが追い打ちをかけていることも無視できないでしょう。

生理前になると寒邪体質は強まるため、おしり周りが特に冷えるようになります。その冷えが生理痛を増長したり、血流を悪くするために、寒邪は多くの場合で瘀血と連動しているといえます。そのため温めて血流をよくすると、痛みが緩和します。

生理日数は7日以上と長めで、生理周期は遅れ気味。経血の色は黒っぽく、量が多め。ゼリー状の塊が出ることもあります。

体が硬くて関節に痛みが出やすく、尿が多くて色が薄いのも特徴。寒さに弱いので、冷房や薄着、冷たいものの飲食で体調を崩しやすくなります。

舌は色がくすんでいて青っぽいのが特徴。体温を維持できない気虚を併せ持つ人が多いので、舌のふちに歯形がついていることも多いといえます。

⑥熱邪

寒邪と同様に、六因の1つである「熱」が過剰に体の中にこもってしまう体質を指します。近年、体温を超える猛暑、酷暑の日が増えてきました。気温35度を超えることを、漢方的には「暑熱」と呼びますが、この時期になると熱邪体質を強くする人が増加します。

生理前にニキビや吹き出物が出たり、湿疹やかゆみなどの肌トラブルが増えたり、便秘や食欲が増すのも特徴です。生理痛は軽めで生理日数も普通、生理周期は早まることが多い傾向があります。経血の量は多めで、色は鮮やかな赤、質は粘りが見られます。生理の始まりも終わりもスパッと歯切れがよいといえます。

暑がりでのぼせやすく、顔が赤くなりやすいのですが、手足を触ると冷たくなっていることがあります。というのも、熱邪の状態が長期間続くことで、瘀血を併せ持つようになることがあるためです。冷えない熱邪と瘀血は一見、無縁に思えますが、じつは体内に熱が蓄積し続けることも、瘀血を呼び込む原因となるのです。長年アトピーに悩まされながら生理痛もある……といったケースなどは、これにあたります。

舌は赤くて口のなかに潰瘍《かいよう》ができやすいのも特徴です。

熱邪は生理痛に悩むことは少ないのですが、イライラして落ち着かなかったり、興奮しやすいといった、メンタル面の問題が起こりやすい部分があります。また、多嚢胞性卵巣症候群で男性ホルモン「テストステロン」の分泌が多いケースや、アトピー性皮膚炎のコントロールがうまくいかないケースなどは、熱邪との関連が強い傾向が見られます。

中国女性にはこの熱邪が多く、生理痛がなくて体力もある反面、気が短くて興奮しやすく、精も比較的早く消耗するので、見た目の老化が早い女性が多いといえます。

瘀血を悪化させる「気鬱」とは

生理から見る6つの体質のなかで、生理痛と最も関わりが深い瘀血。これを悪化させる3大原因は、ストレス、冷え、過労です。

ストレスで気が乱れることを、漢方では「気鬱《きうつ》」といいます。気の滞りがイライラにつながると、先のような「気滞」となり、さらにそれが高じて完全に気が停止してウツウツと落ち込んだ状態になると「気鬱」となります。

冷えと過労が瘀血を増悪させることは、古来いわれていたことですが、気鬱も瘀血を悪化させるということは、それよりも数百年遅れてわかったことで、比較的近年のことです。その理由は、時代によって女性の社会的な扱いが変わってきたというところにありました。

中国最古の医学実用書として『傷寒雑病論《しょうかんざつびょうろん》』があります。これは約１８００年前、漢の時代に記されたもので、初めて漢方的な臨床応用が系統的にまとめられた医学書でした。著者は中国医学の始祖と称される、張仲景《ちょうちゅうけい》という医学者です。

これを読むと、戦乱、疫病、天災で人間が大変短命だった当時は、命をなんとか取り留めるための急場しのぎの救急治療的なものが主だったことがよく伝わってきます。体質改善のための養生については、ほんの少し触れられてはいるものの、庶民にはそれを実践する余裕などなかったのでしょう。当然ながら、女性の体をよくするための養生についても、注目されることはなかったわけです。

その後、社会の生産力が向上し、経済も活発になって「盛世《せいせい》」と称された唐の時代になったとき、ようやく庶民が体質改善に取り組める余裕が持てるようになったのでしょう。当時は「鮮卑族《せんびぞく》」と呼ばれた騎馬民族が社会を統治しており、その気性《きしょう》は当時としてはリベラルで、能力さえあれば民族・性別関係なく受け入れていたといいます。日本の遣唐使だった阿倍仲麻呂《あべのなかまろ》も、日本人でありながら中国の宮廷で高い地位を得ていたということからも、それがうかがえます。そのため、そのころの女性の地位は社会のなかでさほど低くなかったといわれています。

ところがその後、儒教が爆発的に広がると同時に、家父長制が浸透していきました。その結果、娘時代は父親に従い、結婚したら夫に従い、晩年は息子に従うといった形で、女性はまるで生きている道具のような扱いをされるようになったのです。そうしたストレスから、女性の気鬱が一気に増え、瘀血を増悪させることが臨床現場で多く見られるようになった……というわけです。

現代の日本でも、家父長制の気質が強い夫のもとで、気鬱になる女性は少なくありません。特に、60代以上の女性たちのなかには、夫が原因で気鬱となっている人がよく見られます。そうした女性たちに既往歴を聞くと、40代以降の筋腫や内膜症があったという人が多数いるので、ストレスで瘀血を悪化させてしまったことが伝わってきます。

先日来られた、75歳の女性もその1人でした。大学できちんと教育を受けた良家の子女で、嫁ぎ先も裕福と、一見するとうらやましがられる境遇にあるマダムです。しかし、見るからに顔色が悪く、疲れ切った様子がうかがえました。強い肩こりや頭痛、過敏性膀胱もあり、心療内科では不安神経症と診断されたといいます。

聞けば、ご主人が大変神経質で、野菜の切り方や床の拭《ふ》き方、雑巾《ぞうきん》のたたみ方など、家事のやり方を1つ1つ細かく指示し、それを守らなければ強く叱られるというのです。ご本人は真面目にそれを務めようと頑張っているのですが、体にはしっかりストレス症状が出ていることがわかりました。

若いころはひどい生理痛で、ときどき倒れるほどだったといいます。しかし「そんなときは、ああこれで少し休めると、ホッとしたものです」と話していました。

そんなストレスの多い生活を数十年過ごすなかで、気鬱をこじらせ、瘀血をどんどん悪くしていったのでしょう。閉経しても、そのメンタルの影響が続いてしまっている状態でした。

たとえ閉経して生理痛から解放されても、瘀血の悪影響は、体調不良、精神不安定といった形でずっと続いて終わることがない。そのことがよくわかるケースでした。

瘀血を悪化させる3つの原因のうち、過労については、仕事や育児・家事が関わってくるため、なかなか自分で完全にコントロールすることは難しいでしょう。どんなに疲れていても、しなければならないことはなくなりません。ときには体に鞭《むち》打《う》ちながらもこなさなければいけない場面があるでしょう。

だからこそ、ひたすら過労を耐え忍ぶのではなく、積極的に「疲れにくい体づくり」をしてほしいのです。そのためには気を補うことで「気虚ではない体」にするのが第一歩。さらにその先には「気にあふれている体」にすることまで目指してください。そうすることで、過労の不利な影響を最小限に留めることができます。それは、漢方的な養生で十分に可能です。

次章では、体質別の養生と漢方薬について詳しくお伝えしていきます。

第3章　6つの体質別の養生法と漢方薬

（1）「養生」の意味と漢方薬

漢方で考える「整体観」とは

本章では、生理痛をはじめとした、生理にまつわる様々な不調が出ない体に整えるための、具体的な対策についてお伝えしていきます。

その前に、まずは漢方における「養生」と、薬についての理解を深めておきましょう。

養生も漢方薬も、基本となるのは、中医学における「**整体観**」という概念です。

整体観とは、人体を俯瞰《ふかん》して全体で考えること、さらに、人体と自然との関係についても俯瞰して考えることです。

整体観には、次の3つの重要なポイントがあります。

①体の各部位が互いに影響し合う「人体の全体性」
②体と心が互いに影響し合う「心身の統合」
③体と心は自然環境に影響される「人体と自然観」

人体の全体性とは、人の組織の１つ１つは単体として独立しているものではなく、それぞれが互いに連絡を取り合って、働きかけ合うことで、人の体はバランスを保っているという概念です。

漢方では体の器官を、「五臓《ごぞう》」と呼ばれる「肝《かん》・心《しん》・脾《ひ》・肺《はい》・腎《じん》」と、「六腑《ろっぷ》」と呼ばれる「胃・小腸・大腸・膀胱・胆《たん》・三焦《さんしょう》」に分類しています。五臓は先に述べた通り、名称は西洋医学の内臓と近いですが、まったく別の概念です。五臓は主に、気、血、津液《しんえき》、精の生成や貯蔵に関わっており、六腑は飲食したものの消化や排泄に関わっています。

漢方では、五臓と六腑は密接に連動していると考えられています。つまり、五臓六腑のうちどこか１つにトラブルが起こったときには、必ずそれ以外にも影響が及ぶ、と考えられているのです。

中医学のルーツである古代中国哲学の「陰陽学説《いんようがくせつ》」では、この五臓と六腑は一対の陰陽を成していると考えます。陰陽学説では、この世のものはすべて「陰」と「陽」という2つの要素から成り立っており、互いに影響し合っているとされているのです。

陰は衰退、静止、寒性、不変などの性質があるもの。対して陽は、亢進《こうしん》、活動、熱性、変化しやすいといった性質があるものです。自然に当てはめれば、地は陰で、空は陽。状態でいえば緊張が陽、緩和が陰です。

これを人体でいうと、六腑が陽で五臓は陰。もっといえば、体表部や上半身、気は活動的なので陽。体内部や下半身、血は非活動的なので陰に分類されます。

たとえば、六腑の1つである胆と、五臓の1つである肝は、陰陽の一対であり、互いに強く影響し合う表裏の関係にあります。胆の主な働きは、飲食物の消化を助ける胆《たん》汁《じゅう》の貯蔵であり、胆汁は肝の働きによって生成、分泌、排泄されています。肝がストレスなどでダメージを受けると、働きが失調し、それが胆にも影響してくるため、胃のもたれ、痛み、膨満感《ぼうまんかん》、下痢といった症状が現れるようになります。

このようなときに、西洋医学では胃薬などで胃のケアをします。一方、漢方では、胃の不調の原因が肝と胆にあると見て、相互のバランスがとれるように働きかけます。肝が失調した理由を探り、その原因を取り除くことから考えるわけです。

そして、人体の全体性を考えるうえで、もう1つ重要になるのが「心身の統合（統一)」という、肉体（体）と精神（心）は互いに密接に関係しているという概念です。体の不調は必ず心のパワーを消耗して精神的な不調を引き起こし、逆に、精神的なトラブルは必ず体を蝕《むしば》みます。

これが、漢方の「人体の全体性」という考え方です。

人体を俯瞰で観るという視点から、さらに視点を引いたのが、「人体と自然」の関係を全体でみる考え方です。人の生存や成長、病気に至るといった現象は、すべて自然環境の影響を受けていると考えます。簡単にいえば、気温が下がる冬は、血流が悪くなって瘀血が悪化しますし、気温が高くなると、熱が体にこもりやすくなって熱邪が悪化するということです。

前章でお伝えした六因（風、寒、暑、湿、燥、熱）は、気候や地域によって変化するもので、常に一定ではありません。真冬に薄着でいれば風邪を引くように、六因を無視した生活では、人体の健全性を保つことは、当たり前ですが不可能です。

そのため、中医学では、六因の変動も考慮しながら、患者を観察し、治療を組み立てていくことを重視しています。

近年、異常気象によって暑さ寒さの変動が極端になり、季節を問わず気温の変動が激しくなりました。このような異常気象もまた、季節外れの六因が生じるために、人体に大きな負担をかけて体調を崩す病因となっています。春にいきなり30度を超せば熱邪となり、夏バテを起こす。夏に雨で気温が一気に下がれば寒邪となって体を冷やす——そんな異常気象がもたらす影響も、漢方的に人体を俯瞰するときには加味する必要があるでしょう。

「養生」は整体観をベースとした生活習慣

整体観の概念を基本に体を整える第一歩が、養生です。今風にいうと、セルフケアです。

漢方的な養生の特徴は、特定の症状や病気を治すのではなく、体質に合わせて心身のバランスを取り戻すのを目的とするところです。たとえば、目が疲れたときには、疲れ目用の目薬を差すのではなく、「目の生理機能を維持しているのは肝。だから肝を養うことをしよう」と考えるのが、漢方の養生です。バランスを崩したもとの部分にアプローチするのです。

肝は、気の運行や血の貯蔵のほか、精神を安定させる働きを担っています。そのため、目の疲れの原因は、肝の血の不足と、精神的なストレス負荷から気が停滞している可能性が考えられます。ですから、するべき養生は、血を養う食べ物や睡眠をとり、ストレスを解消して気の運行を復活させることになります。

生理痛やＰＭＳ、生理不順などの初期の場合には、こうした漢方的な養生だけで改善することがほとんどです。体のバランスのちょっとしたズレが起こるたびに、養生で即対応する。その積み重ねで、不調が出やすい体質を変えていくことができます。

養生とは、足りないものを補う食べ物や飲み物をとったり、体を温めたり、ツボ押しをしたりといった生活習慣です。そもそも、体に足りないものを補ったり、停滞しているものを動かすような行動は、心地よいものです。足りないものは食べればおいしく感じますし、冷えた体を温めたりツボを押したりすれば、とても気持ちよく感じます。

「体質だから仕方がない」とあきらめないで、体質に合わせて養生をすることが当たり前、という感覚で養生を楽しんでほしいと思います。

「養生＋漢方薬」でスピーディに体が整う

すでに病気を発症していて症状が強く出ており、養生だけではカバーし切れないときは、漢方薬をプラスしていきます。

中医学で用いる薬物は、それぞれに効能があり、病態に合わせて用いられますが、その目的は先の整体観がやはり基本です。症状を抑え込むのではなく、症状のもとになっている原因にアプローチすることを考えます。

そのため、中医学で用いられる薬物の効能には、それぞれに「**薬性**」「**薬味**」「**帰経**《きけい》」があると考えられています。

「薬性」とは、体内で起こる反応をもとに、薬物の性質を定義したものです。

たとえば、熱邪を要因とする症状がある場合には、「涼」の性質を持つ薬物「石膏《せっこう》」

を使い、寒邪を要因とする症状がある場合には、「熱」の性質を持つ薬物「桂枝《けいし》」が使われたりする……といった形です。石膏は解熱用の漢方薬「防風通聖散《ぼうふうつうしょうさん》」、桂枝は冷えのぼせ（手足は冷えているが上半身や顔などは熱くなる状態）などの症状に効く「桂枝《けいし》茯苓丸《ぶくりょうがん》」に使われている漢方薬です。こうした薬性の特性によって、人体のバランスをとることを目的としています。

ちなみに、防風通聖散は日本ではダイエットに効く漢方として市販されていますが、私はこれは誤認識であると考えています。もともとは体が頑丈でのぼせがある人向けの製剤で、便秘解消などのデトックスに適しています。そのため、体力がなくて胃腸が弱く、代謝が低い人が服用すると、体調を崩すことがよくあります。胃腸を壊したり、無月経になったりした人もいたので、注意してください。

一方、桂枝茯苓丸は、日本では婦人科の医師がよく処方する、定番ともいえる漢方製剤です。

なお、薬物には、熱証《ねつしょう》（暑がりでのぼせやすい体質）にも寒証《かんしょう》（冷えやすい体質）にも使えるものがあり、これらは平性《へいせい》と分類されます。たとえば、日本で大変有名な

「葛根湯《かっこんとう》」の主薬である「葛根」は、平性の生薬です。しかし、他の生薬との組み合わせによっては、熱証にも寒証にも使うことができます。

辛い、甘いで効能が違う⁉ 漢方薬の「五味」とは

「薬味」は薬物の味を指すというよりも、その漢方薬の代表的な効能を表す概念であると考えます。辛味、酸味、甘味、苦味、鹹味《かんみ》（塩味）の主に5つに分類されています。同じ薬味の薬物は、似た効能を持つと考えられています。

辛味は発散させる力があると考えられています。寒邪を取り除いたり、停滞した気や血を巡らせたりする働きがあります。代表的なものに生姜《しょうが》や紅花《べにばな》があります。紅花は「サフラン」として、パエリアの風味付けによく使われています。

酸味は止める力です。過剰な発汗や下痢を止める働きがあると考えられています。「五味茶」として知られる五味子《ごみし》や梅を燻製《くんせい》にした烏梅《うばい》などが代表的です。

甘味は潤し、補い、中和する力です。気を補い、血を養い、体を潤す働きを持ちます。代表的な薬物は人参《にんじん》や枸杞子《くこし》や大棗《たいそう》など。枸杞子は「クコの実」として日本のスーパー

などでもよく見かけます。大棗は女性の養生には欠かせないものとして、中国、韓国、東南アジアの中華食品を売るスーパーではごく普通に「なつめ」の名で食材として販売されています。

苦味は熱邪や湿邪《しつじゃ》（湿気の上昇によって体に不調をきたす状態）を取り除きます。荷《か》葉《よう》（蓮《はす》の若葉）、桑葉《そうよう》（桑の若葉）、十薬《じゅうやく》（ドクダミ）などは、熱邪、湿邪を取る薬物としてよく知られています。

鹹味はしこりを柔らかくしたり（軟堅《なんけん》作用）、たまった老廃物を出したり（瀉下《しゃげ》作用）といった作用を持ちます。薬物には、芒硝《ぼうしょう》（天然のマグネシウム）、牡蠣《ぼれい》（カキの殻）などがあります。

薬物の効能の３つめ、「帰経」とは、服薬したのち、薬効がどの部位に働きかけていくかを示すルートのことです。人体には気や血が巡る通路である「経絡《けいらく》」が張り巡らされており、経絡は五臓六腑や体表面をつなぐ連絡網でもあると考えられています。ちなみに、この経絡上にあるのが、ツボ（経穴《けいけつ》）です。薬物がどの経絡を通り、どの臓腑の病変に作用するのかを示すのが帰経です。

たとえば、杏仁《きょうにん》という薬物は、服用すると、肺と大腸の両方に通じる経絡を通るため、どちらにも効能を発揮すると考えられています。肺に作用して咳を止めると同時に、大腸を潤して便秘を改善するようにも働く……といった形です。

私たち中医師は、あまたある薬物を、この「薬性」「薬味」「帰経」から組み合わせを考えて、ベストな選択を行ないます。多くの場合、相乗効果を図ったり、副作用を抑えたりするために、2つ以上の薬物を組み合わせます。

主訴に対して最も働きかける薬物を「主薬」とします。そして、その働きを助けたり、主訴以外のものに対応したり、副作用を抑えたりするものを組み合わせながら、患者それぞれの体質を改善するものを組み立てていくのです。「漢方はオーダーメイド」といわれる所以《ゆえん》は、ここにあります。

一方、最初からいくつもの薬物で構成された定番の漢方薬が、「方剤《ほうざい》」です。

たとえば、最も有名な方剤ともいえる「葛根湯」は、葛根だけではなく、麻黄《まおう》や桂枝、芍薬《しゃくやく》、生姜、甘草、大棗《たいそう》などで構成されています。

ところで、五味から見てみると、ときどき家庭でも口にするものがあることにお気づきでしょう。生姜は和食でもしょっちゅう使いますし、ドクダミは日本では昔から健康茶としておなじみです。烏梅は梅の果実の燻製《くんせい》ですから、日本の食卓の定番、梅干しと大差ありません。日々食べるものが薬になるという「薬膳《やくぜん》」は、ここからきているといえます。食べたもので体はつくられるといいますが、薬膳の考えでいえば、「食べたもので体調がつくられる」というわけです。

これは誰もが日々、体感していることだと思います。脂《あぶら》っこいものを食べ過ぎた翌日は胃もたれを起こしますし、冷たいものを食べ過ぎれば下痢をします。

五味をベースに、体調に合わせて食べ物を組み立て、体をケアするのが、薬膳という食養生。その延長に、漢方薬があるというわけです。

ざっくりと言ってしまえば、養生というセルフケアと漢方薬の目的は同じで、効能に強弱がある……といったところです。

漢方薬はどこで出してもらえばよいのか

漢方薬について相談したい場合は、漢方薬局・薬店で相談するのが一般的です。私のような中医師や漢方アドバイザーが、体質と症状を見極めて、養生のアドバイスとともに漢方薬を選んでくれます。

生理痛の相談に行くときには、可能であれば、生理周期がわかるメモや基礎体温表を持参すると、体質を知るためのよい材料になります。他の医療施設で処方された薬を飲んでいたり、治療を受けている場合には、その内容もメモしていくことをお勧めします。また、顔色や舌の色も、気血のバランスを知るよい材料となりますので、顔色がよくわかる程度の薄化粧が理想的です。医師の場合には脈を診ることもありますが、体質改善が目的であれば、さほど必要がないと私は思っています。

漢方薬局で処方される薬は、基本的には保険適用外なので、すべて実費になります。費用の目安は、症状によって幅がありますが、1日400～800円、ひと月でいえば1万円から高くても3万円くらいです。予算がある場合には伝えて、それ以内に収まるように処方を依頼するのも1つの方法です。

気を付けてほしいのが、漢方という言葉を悪用する詐欺です。以前、相談に来ていた前立腺がんの男性は、私のところに来る前に、ひと月に35万円かかる「がんが消える漢方薬」を買ったことがあると話していました。私はその非常識な値段にも驚きましたが、「２カ月分まとめて買えば45万、３カ月だと50万円」という値づけにもあきれました。原価計算がめちゃくちゃです。一度にできるだけたくさんお金を取って、そのまま逃げようという意図なのでしょう。

その男性も、あとから違和感を抱いて、電話で漢方薬の中身を問い合わせたところ、「内容は秘密です。とにかく希少なもので、世界で数グラムしかとれないので、この値段が妥当なんです」と言われたとのこと。当たり前ですが、そんなに高い漢方薬は存在していません。

困っている人を見つけては不安を煽《あお》って、法外な値段で中身のわからないものを売りつける。昔からある詐欺ですが、本当に悪質だと思います。

この男性の他にも、不妊を治す漢方治療のために、１カ月10万円を払い続けていた女性や、大腸がんが治るといわれて15万円の漢方薬を買ってしまった専業主婦の方もいました。いずれも、「微量しかとれない希少品」「○○があっという間に治る」といった非現実的な謳《うた》い文句で買ってしまったといいます。

そんな謳い文句が出てきたら、すぐに詐欺を疑ってください。そして、中身を聞いても教えてくれない場合はクロ、相場を調べてそれよりも相当高かった場合もクロと断定してください。

そもそも、日本で市販が認可されている漢方薬には、すべて日本政府が販売を認可した生薬が使われているはずです。薬価もおおまかには決まっているので、法外な値段がつくはずがありません。「薬」ではなく「自然食品」として販売されている場合であっても、常識的に考えて、30万円などという値段がつく生薬は、私が知る限り存在していません。くれぐれもひっかからないように注意してください。

保険が利く「医療用漢方製剤」と、誰でも買える「一般用漢方製剤」

次に、日本で流通している漢方薬について見ていきましょう。

日本の医療機関で処方されているのは、保険が利く「医療用漢方製剤」と呼ばれるものです。皆さんが最もよく目にするのは、番号が大きく明示された銀色の小袋に入ったものでしょう。日本で医療用漢方を製造している企業はいくつかありますが、日本で初めて漢方薬をエキス製剤化した小太郎漢方製薬や大手漢方薬メーカーのツムラなどが代表的です。

医療用漢方製剤が日本の医療に登場してからおよそ40年がたち、現在、厚生労働省の認可を受けている保険適用の医療用漢方製剤は、148処方となりました。医学部では和漢薬の知識が必修化されており、臨床医の7割が、漢方処方を日常的に行なっています。

一方、薬局で販売されているのは「一般用漢方製剤」で、誰でも服用することが可能ですが、保険は適用外です。

医療用も一般用も、日本の漢方製剤の強みは上質な「エキス剤」と呼ばれるものだと思います。エキス剤とは、配合される薬物を混ぜて煎じ、その煎じた液を濃縮して、粉末や錠剤に加工したものです。同じ漢方薬名であれば、製法や効能は基本的に同じですが、一般的には医療用のほうが成分量が多くなっているようです。これは、医師の診断のもとで処方される医療用よりも、一般の人が自己判断で服用する一般用では、安全性を高めるため、効き目をマイルドにしているためと考えてよいでしょう。

医療用はほぼエキス剤ですが、一般用漢方製剤の場合はシロップや丸剤《がんざい》、錠剤、煎剤《せんざい》、ゼリー状など、ニーズに合わせて様々なタイプのものが販売されています。

インフレで漢方薬も値上がり傾向

漢方薬の材料となる生薬の生産は、日本国内ではほとんど行なわれておらず、主に中国から輸入されています。そのため、昨今の中国国内の需要の急増やインフレの影響で、漢方薬も値上がりを続けています。

たとえば、不眠の改善によく使われる「酸棗仁《さんそうにん》」という生薬は、つい数年前までは、500グラム入り1パックの卸《おろし》値《ね》が3000円しない程度だったのが、今は何と1万5000円ほどまで値上がりしました。その他の生薬も同じように値上がりを続けており、もともと高価だった西洋人参の場合は、今では1パック1万円を超えるまでになっています。

ところが、それでも日本はまだましな状況で、中国や韓国ではもっと値上がりが加速しています。先日立ち寄った韓国でも、生薬のナツメが売られているのを見ましたが、さほど質のよくない皺《しわ》くちゃのものが、１パック１万９０００ウォン（約１９００円）と、日本の倍近い値段で売られていました。中国も同じような状況です。日本では、その半額で、もっと質のよいナツメがまだ一般的に販売されているので、いかに日本の製薬会社が頑張っているかを痛感した出来事でした。

中国のインフレはまだしばらく続くうえ、国内の需要もさらに増え続けると見られているため、漢方薬の値上がり傾向は今後も続くことが予想されます。こうした事態を考えると、私は日本国内でも生薬の栽培、生産をしたほうがよいのではと考えています。

今、国内では休耕畑や耕作放棄地がたくさんあると聞いたことがあります。国がそういう土地を借り上げて、日本人の健康推進事業の一環として、生薬を栽培したらよいと思うのです。漢方は農産物よりも栽培が簡単だといわれています。毎年種をまいたり、収穫したりといった手間もないといいます。

中国では生薬を栽培している農家がたくさんありますが、生薬の販売だけでなく、観光地としても大きな利益を上げています。というのも、生薬には美しい花を咲かせる種類のものが多く、花見の時期になると人がたくさん集まってくるためです。種が薬として用いられる桃をたくさん植えている農家などは、「桃源郷」と称する宿泊施設を作り、桃祭りを開催したりして、観光地として大成功しています。

これから中国の通貨である元は相対的に高くなります。それでも中国から輸入をし続けていれば、どんどん漢方薬は値上がりしていくでしょう。それであれば、日本国内で栽培、製造して、そのついでに観光地としても利益を上げていくことは良案ではないかとひっそりと考えています。私だったら体質改善の薬膳レストランやカフェも併設するでしょう。最終的には中国に良質で安心・安全な生薬を輸出できるようになったら、よりよいのではないかと、常に夢想しています。

（２）６つの体質別の対策

体質を複数併せ持つ場合は、すべての養生を実践してよい

ここまでの話で、養生と漢方薬についてのベースをご理解いただいたことと思います。ここからは、具体的に体質別の対策法について見ていきましょう。

前章で解説した、生理の状態からわかる６つの体質（瘀血、気虚、血虚、気滞、寒邪、熱邪）のうちから、自分が当てはまると思う体質の対策法を選び、できるものから実践してください。

自分が当てはまる体質は、１つとは限りません。複数の体質を併せ持つ人は多く、特に日本女性の場合には、「瘀血」と「気虚」をベースに他の体質が重なるケースが多いといえます。タイプが複数ある人は、すべてのアドバイスに従って養生することをお勧

めします。

◆瘀血体質の養生法

血の巡りが悪い瘀血体質の人が第一にするべき養生法は、とにかく体を温めたり、体を動かしたりすることです。

最近は、「温活」という言葉も生まれるほど、体を温めることを意識する女性が増えてきました。体温を維持するための下着も様々なメーカーから販売されるようになったり、おしゃれなレッグウォーマーをつけて颯爽《さっそう》と歩く女性もよく見かけます。

また、使い捨てカイロも、服の下に貼るもの、靴の中敷きの形をしているものなどいろいろなタイプが出てきて、使いやすさがずいぶん増してきたと感じます。

こうした体の熱を逃がさないようにする対策を、私は「**防衛的な温活**」と呼んでいます。腰、おしり、下半身を中心に、体の熱が逃げないように工夫を凝らしてほしいと思います。冬場に絶対に素肌を出さない、インナーや靴下は2枚重ねが基本、スカートではなくパンツスタイル、おへその下と仙骨のあたりにカイロを貼る……できることはたくさんあります。うっすらと汗が出るまでぬるめのお風呂につかることを習慣にするのもよいでしょう。

長時間の座りっぱなしも、下半身の血行を悪化させます。デスクワークの場合には、1時間に一度は立ち上がって、少し歩いたりストレッチをしましょう。休日に自転車で外出したりするのもよいでしょう。生理の前は大股でウォーキングを積極的に行ない、骨盤内の血行を促しておくと、痛みの緩和につながります。

また、お風呂上がりに軽く、次のようなストレッチをすると、骨盤内の血流を促し、鬱血《うっけつ》を取ることができます。

まず、仰向けになって膝を立てて寝転び、両腕は横へまっすぐに広げます。そのまま腰から下をねじって、両膝をそろえたまま左右どちらかへゆっくりと真横に倒します。このとき、両肩が床から離れないようにしてください。できる人は、顔を倒した膝とは逆方向に向けましょう。心地よい程度に、左右交互に繰り返してください。

もう１つ重要なのが、「**体の中からの温活**」です。私はこれを「自発的な温活」と呼んでいます。これがなければ、防衛的な温活の意味はないといっても過言ではありません。熱を生むのは、自らの体です。熱を生み出す力をつけなければ、いつまでたっても体は自発的に温まらず、血の巡りを復活させることもできないからです。

瘀血体質の体を温める作用があるのは、黒豆や小豆《あずき》、黒砂糖などの、色が黒、もしくは赤いもの。生姜、唐辛子《とうがらし》、にんにくなどの薬味類、肉桂（シナモン）、カレー粉、五《ご》香粉《こうふん》、山椒、こしょうなどのスパイス類、にんにくの芽、ニラ、シソなどの香味野菜も血を巡らせる力があります。第1章でもお話ししましたが、私が生理になると、母は生姜湯に黒砂糖を入れたものをよく作ってくれました。白砂糖は体を冷やしますが、黒砂糖は逆に温める作用があります。自宅に常備するとよいでしょう。

トマトやセロリ、ピーマンやアスパラガスにも血を巡らせる効能がありますが、生野菜は体を冷やしてしまうので、火を通す料理で食べるようにしてください。

また、漢方ではお茶も「飲む薬」として、養生によく用いられます。「せっかくお茶を飲むのなら、薬効のあるお茶じゃないともったいない」というのが、多くの中国人が持つ感覚といっていいでしょう。

バラ科の花は瘀血を改善するものといわれているので、ローズティーや玫瑰花《まいかいか》茶（バラ科はまなすのつぼみを乾燥させたもの）、またハイビスカスティーも鉄板です。シナモンティー、紅茶も体を温めてくれます。最近は、ドラッグストアで手に入る葛湯《くずゆ》や田《でん》七人参茶《しちにんじんちゃ》も効果的です。生理前にはコーヒーよりも、これらの血の巡りを助けるお茶を選ぶと、痛みがずいぶん軽減するでしょう。

　中医学の治療法の１つに鍼灸《しんきゅう》がありますが、鍼灸は痛みを取るのが得意技。瘀血特有の強い生理痛を予防するには、有効な手段です。とはいえ自分で鍼《はり》を刺すことはできないので、手軽にできるツボ（経穴）押しがお勧め。全身に３６０カ所余りあるツボは気血の集まるところと考えられており、鍼灸やツボ押しで刺激することで、気血の調整や臓腑の働きを整えることが可能なのです。時間があるときは市販のお灸を使うのも、効果が高いのでお勧めです。

　ツボの押し方は、親指でゆっくりと押し込み、少し痛みを感じたところで３〜６秒キープ。その後、ゆっくりと離します。それを４、５回繰り返してください。左右対称に２カ所ある場合は、両方行なうとよいでしょう。

血の巡りをよくするのにお勧めのツボは、「地機《ちき》」「血海《けっかい》」「孔最《こうさい》」の３つ。

「地機」は、子宮の瘀血を取るのに特に有効なツボです。膝の内側のくぼみと内くるぶしを直線で結んだ線の上３分の１の位置にあります。

「血海」は、血を巡らせるほか、ＰＭＳや更年期障害の緩和にもお勧めです。膝頭《ひざがしら》の内側のふちから指３本分ほど上の位置にあります。

「孔最」は、肘の内側のくぼみから親指に向かって、指４本分下がった位置にあります。

どのツボも、親指でグーッと押し込んだときに痛みを感じるところが、見つける目安となります。

瘀血体質が避けるべきこと

瘀血体質の人は、血流を悪くすることはできる限り避けることが重要です。

そのため、当然ながら冷たいものの飲食は禁忌。氷を入れた飲み物やアイスクリーム、生野菜は、体を内側から冷やしてしまうため、特に生理前、生理中は口にしないようにしてください。どうしても生理中に生野菜を口にする場合には、たっぷりの薬味やスパ

瘀血体質のツボ

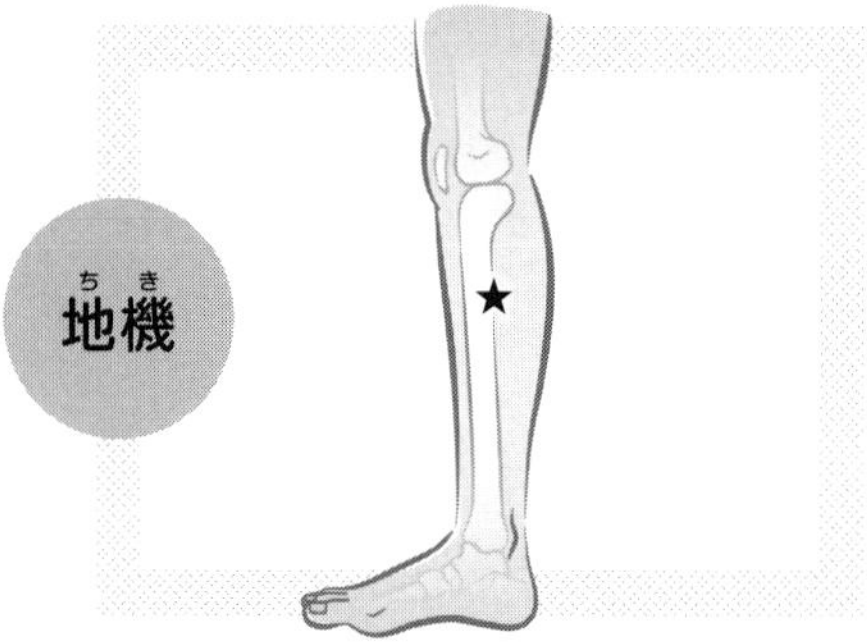

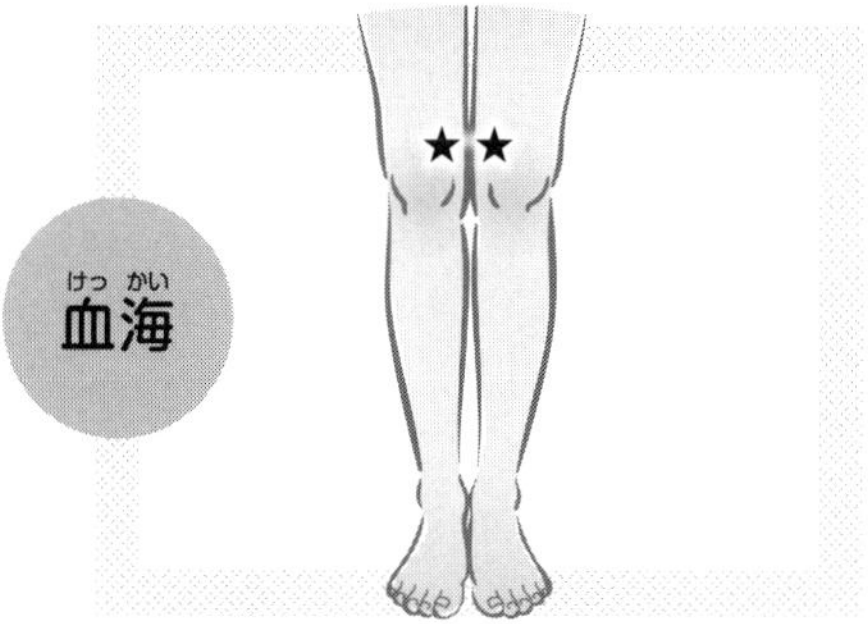

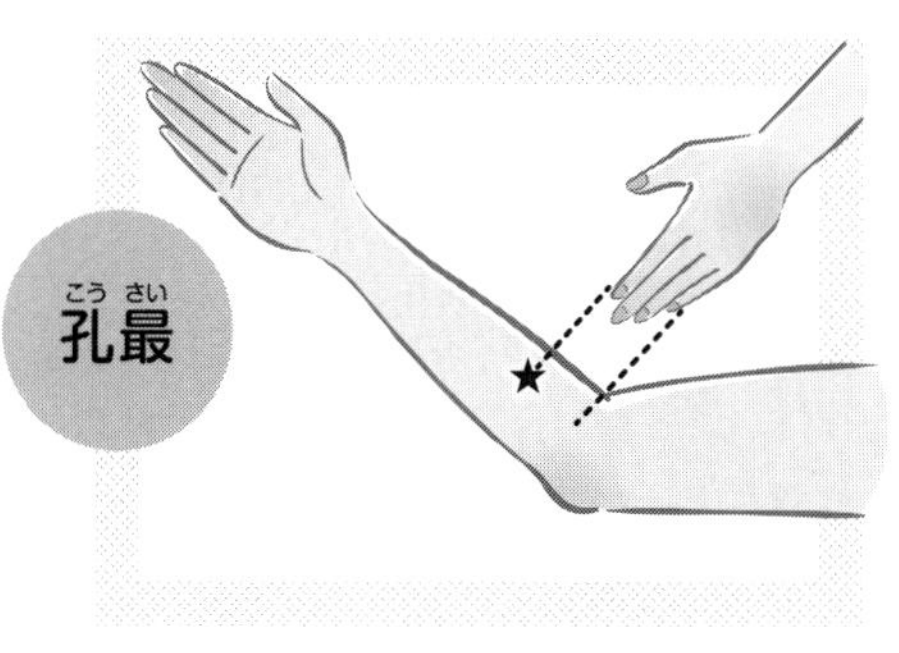

イスといっしょにとるようにしてください。タバコも血流を悪くするため、瘀血の人は喫煙は避けてほしいところです。

また、瘀血の人は、タンポンの使用はお勧めできません。経血の排出を妨げて、鬱血することがあるからです。ナプキンをできるだけこまめに交換するようにしましょう。

真夏以外の水泳も、体を冷やすため、ジムなどで泳いだあとはサウナなどでよく体を温めてください。冬場に冷たい水に触れることもできるだけ避けましょう。もったいないと思う気持ちを抑え、養生と思って温水で家事をするようにしてください。

瘀血を悪化させる要因の1つであるストレスや過労についても、最大限少なくするのが理想です。仕事や人間関係は完全にコントロールすることは難しいとは思いますが、生理周期を把握して、生理が来ると思われる期間だけでも、できる限りの調整をしましょう。生理がある間は、会食や出張の予定は入れない程度のスケジューリングは、意識して実行していきましょう。

どうしても避けられない心身に負荷がかかる仕事や予定は、生理のあとの元気なときに入れることをお勧めします。

瘀血を改善する漢方薬

子宮の瘀血を取るものとしてよく使われるのが、「桂枝茯苓丸《けいしぶくりょうがん》」です。血の巡りをよくする「活血《かっけつ》」の効能を持ち、日本では、病院で処方される保険適用の医療用漢方製剤と、ドラッグストアで販売されている一般用漢方製剤の両方がある、ポピュラーな漢方薬です。その名の通り、主薬は「桂皮《けいひ》」で、一般的にはシナモンとしてよく知られています。

ただし、桂枝茯苓丸だけでは太刀打ちできないことは多くあり、それは瘀血が進行して、子宮筋腫や子宮内膜症の可能性があるほどの痛みや過多出血があるケースです。生理痛で婦人科にかかり、処方されて飲んだけれど「漢方薬は効かなかった！」という女性は少なくないのですが、おそらくこのケースだと思われます。

私は、痛みが強く出ている瘀血には「芎帰調血飲第一加減《きゅうきちょうけついんだいいちかげん》」という漢方製剤をよく使っています。これは、中国から伝来した「芎帰調血飲」という方剤が日本で独自に創意工夫され、江戸時代から広く使われるようになった漢方方剤です。血を巡らせる「活血」、血を養う「補血《ほけつ》」、気を補う「補気《ほき》」、気を巡らせる「理気《りき》」といった様々な効果を持つと同時に、体を温めてくれる、じつに使いやすい薬です。芎帰調血飲は、医療用、一般用、両方の漢方製剤がありますが、芎帰調血飲第一加減のほうは一般用漢方製剤のみのため、保険適用外です。

あらゆる講演会や勉強会で、私が「瘀血にすごく、すごく使いやすい!」と触れ回っていたことから、聴講者から「先生はこの薬を作っているメーカーの方ですか?」という誤解を受けてしまったほどです。中国に帰って講義をするたびに、そこでもこの薬のよさを伝えています。

この薬の使いやすさの最大のポイントは、桂枝茯苓丸とダブルで使えるところにあります。なぜなら、芎帰調血飲第一加減のなかに桂枝茯苓丸の成分がすべて含まれているため、シンプルに効果を強化することができるからです。そのため、この2つの方剤を組み合わせることで、不妊の原因として知られるようになってきた多嚢胞性卵巣や子宮内膜症にもよく効かせることができます。

特に高齢妊娠を目指すときには、加齢によって瘀血が進み、卵巣力、子宮力が低下しているため、芎帰調血飲第一加減が非常に頼りになります。これについては、後半の不妊症のくだりで具体的な症例を挙げて解説します。

漢方製剤のダブル使いで子宮内膜症が改善

先日も、子宮内膜症の疑いが強い30代の女性に、この組み合わせで処方したところ、とてもよい結果に着地することができました。その女性は「10代のころから月に2回、生理痛がある」と訴えてきた方です。生理痛に加えて排卵痛もあり、しかもどちらも七転八倒するほどの痛みがあるのに、婦人科でMRI検査をしても「異常なし」と診断されて、途方にくれてしまったそう。仕事もできなくなって、しばらく引きこもり生活をしていたといいます。

私は芎帰調血飲第一加減と桂枝茯苓丸をブレンドした漢方薬を勧めました。それをしばらく飲んでもらったところ、生理痛も排卵痛もほどなく緩和。働きに出られるようにもなり、生理痛で先延ばしにしていた結婚もできました。

そして驚いたことに、彼女は妊娠前に「自分の異常な生理痛の正体を突き止めたい」

と、自費診療で腹腔鏡検査を受けることを決めてきたのです。

検査の結果、腹膜と卵巣の表面、そして卵管に、異常な子宮内膜組織が見つかり、さらに癒着もあることがわかりました。しかし、それらの内膜組織のうち、8割はすでに死んでおり、残り2割がいまだ活動中だったことも判明。つまり、ブレンドした漢方薬の効果で、子宮内膜症を8割がた改善させていたということになります。

彼女は「活火山を80%、休火山にできましたね」と喜んでいました。はっきりしなかった自分の状態が明確にわかったことで、彼女はずいぶんとさっぱりとした心持ちになったようです。「自然妊娠ができるか、このまま様子を見ることにしました」と、心身ともに落ち着くことができました。

◆気虚体質の養生法

日本女性に多い体質である気虚は、瘀血と併せ持っている人が多い体質です。そのため、生理痛がある場合には、瘀血の養生と併せて、これからご紹介する気虚のための養生も行なうことをお勧めします。

気が不足しているため、優先すべきことは「補気」作用がある食べ物、飲み物をとること。ただし、気虚は胃腸が弱い人が多いので、その場合は一度に大量にとっても、下痢や胃もたれを起こして十分に吸収することができません。ゆっくりと時間をかけて、こまめにとることをお勧めします。

補気作用のある代表的な食べ物は、穀物、山芋、豆類です。ひえ、きび、あわ、大麦などの雑穀《ざっこく》類は特にお勧め。大豆やソラマメ、枝豆やきのこ類、山芋などといっしょに炊き合わせると、一度にとれるので一石二鳥です。

特に、気虚の人は、朝起きたときのエネルギー補給が重要です。朝はしっかりと雑穀類で主食をとって、気を補うことを心掛けてください。朝は洋食派という人は、ドライフルーツやナッツの入ったシリアルでもいいでしょう。

日本の女性、特に働く女性たちは、朝食をとらない人がとても多いと感じています。まったくとらないわけではなくても、牛乳やジュースなどの水分だけ、という人も少なくありません。朝は特に気の上昇がスタートするときですから、朝食抜きでは気虚がさらに進んでしまい、体温も気力も上がりません。朝は気を補う効果のある穀物で朝食をしっかりとることを強く推奨します。

洋食であれば、雑穀が入ったシリアルに温かな無調整豆乳をかけたり、和食であれば、雑穀ご飯に具だくさんの味噌汁などがお勧めです。そこへナツメやクコの実、プルーンなどの赤いもの、黒ごまなどの黒いものをプラスできれば完璧です。

手に入るのであれば、薬用人参や五加参《ごかじん》、西洋人参など人参系のお茶を添えれば、完璧な「補気朝ごはん」となるでしょう。

私がよく気虚の女性にお勧めしているのは、オリジナルの「黒々ドリンク」です。黒すりごまと黒豆きなこを半々に混ぜたものを、大さじ山盛り1～2杯分カップに入れ、そこへ温めた無調整豆乳を150㎖ほど注ぎ入れます。あればクルミ、アーモンド、松の実、カシューナッツ、ピーナッツなどのナッツ類を刻んだものやクコの実を加えて完成。気血を補う優れた効果があるうえ、おいしくて手軽な朝食として、私の朝の定番にもなっています。

生理中も出血でエネルギーを消耗するため、補気作用のある食べ物を積極的にとるようにしてください。麦茶やハト麦茶などの雑穀系のお茶も気虚体質にはお勧め。ほうじ茶、杜《と》仲茶《ちゅうちゃ》にも補気作用が期待できます。

補気効果のあるツボは「足の三里《さんり》」「公孫《こうそん》」「中脘《ちゅうかん》」です。

「足の三里」はすねの外側、膝関節から指3本分下、筋肉の最も盛り上がった位置にあります。消化吸収、新陳代謝を高めます。なでたりもんだりするだけでもOK。カイロやシャワーをあてて温めてもいいでしょう。

「公孫」は足の内側の縁にあるツボ。足の内側、親指の付け根にある骨のでっぱりのすぐ後ろの位置にあります。

「中脘」はおへそとみぞおちを結んだ縦線上、おへそから指4本分上にあるツボです。補気のほか、胃腸の働きをよくするため、食欲不振、胃痛のときにも改善効果が期待できます。痛みがあるときは、親指もしくは人差し指でやさしく押すようにしてください。それも痛くてつらいときには、手のひらで温めるとよいでしょう。

気虚体質のツボ

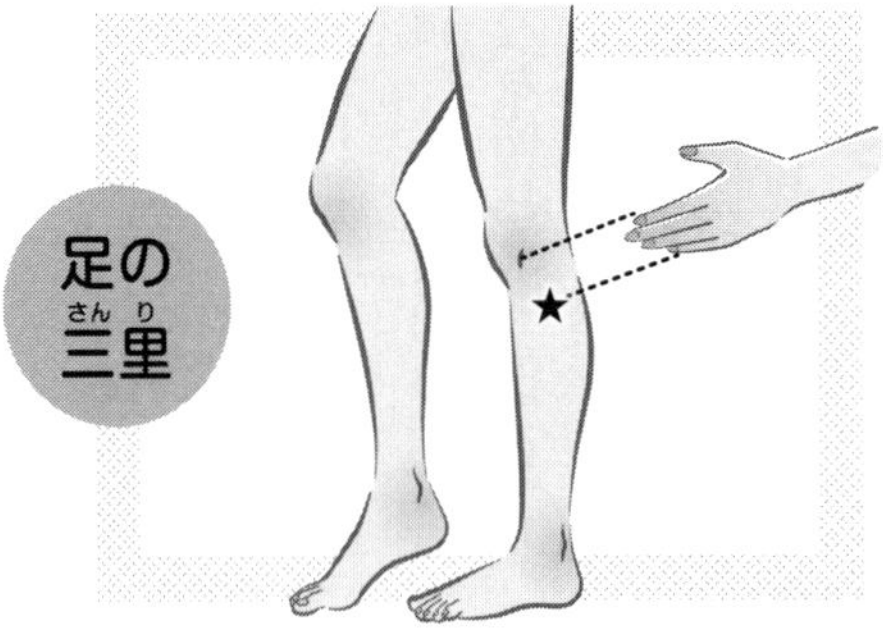

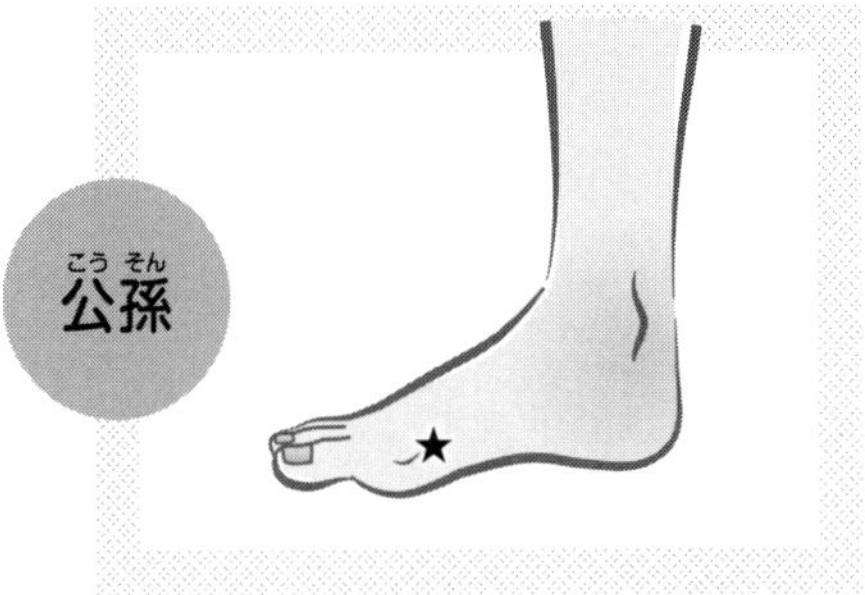

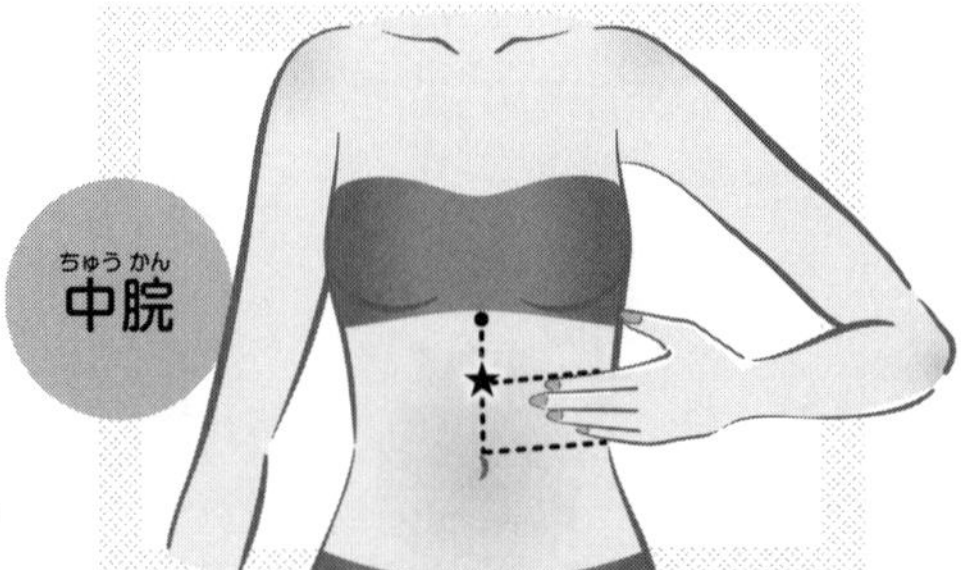

気虚体質が避けるべきこと

エネルギー不足の気虚は、過労と睡眠不足が禁忌。どちらもただでさえ少ない気を消耗させてしまうため、特に生理中は、体力的にも精神的にも負担のないように計画を立てることが大切です。

特に、気は睡眠中に養われるため、十分な睡眠時間を確保することが大切です。最低8時間、特に消耗しやすい生理中は9時間ほど寝るのが理想的です。

また、空腹にも極端に弱いため、絶食時間が長くなり過ぎないようにしましょう。胃腸の弱さから一度にたくさん食べられない人が多いので、間食を上手にはさみながら、補気作用のある穀物を中心にとるようにしてください。

気虚を改善する漢方薬

気を補う薬用の人参には「人参（薬用人参、御種《おたね》人参、朝鮮人参、高麗《こうらい》人参、吉林《きつりん》人参、白参《はくじん》などの別称）」「西洋人参（花旗《かき》人参、西洋参）」「紅参《こうじん》（人参を蒸して乾燥したもの）」「五加参（刺五加参《しごかじん》、シベリア人参）」「田七《でんしち》人参（三七《さんしち》人参）」の5種があります。これらはいくつかの生薬が配合されている方剤ではなく、単品の薬です。

日本では数年前までは、高価な「紅参」が保険適用されていて、私も大喜びしていたのですが、いつの間にか外されてしまいました。

私は、来日するまでは五加参も西洋人参にもひんぱんに使う必要性を感じていませんでした。なぜなら、中国には気虚女性がめったにいないためです。それが、日本で相談を行なうようになってから、パワー不足の気虚女性が大勢いることを知り、西洋人参や五加参の必要性を痛感するようになりました。

補気作用のある方剤としては、昔から使われている「補中益気湯《ほちゅうえっきとう》」や「清暑益気湯《せいしょえっきとう》」がありますが、西洋人参や五加参のほうが圧倒的に効果が高いと私は感じています。というのも、気虚体質の人はシンプルな対策が効きやすく、生薬の種類が多い方剤では改善に至らないことが多いためです。特に、気虚の人が陥りやすい、うつっぽさがスムーズに改善していきます。

先日相談に来られた「何もやる気が起きない」という女性も、まさにそのケースでした。45歳のときに無月経となり、婦人科で「早発閉経ですね」と言われて、私のところに相談に来た方です。とにかく無気力で、かろうじて仕事にだけは行けているけれど、自宅へ帰ると洗濯も掃除もする気が起きず、「ゴミ屋敷状態になっている」と話していました。お風呂に入る気力もないようで、身なりにも無頓着な様子でした。

年齢的にも、彼女はプレ更年期による重度の気虚とみられたため、補気を中心に治療をすることに。そこで、西洋人参と五加参を組み合わせた漢方薬を飲んでもらいました。

すると、飲み始めて2～3年たったころ、どんどん元気が出てきて、マラソンや山歩きを楽しむまでになりました。そして、その後48歳で生理が復活したのです。先日は、トレーニングウェアで自宅から自転車で颯爽と現れ、「毎月、しっかり生理が来るようになりました！」と報告してくれました。

おそらく当初の彼女は、体も心も生きるだけで精いっぱいだったため、生きるために最低限の機能にすべてのエネルギーを回してしまっていたのでしょう。動物がその状態になると、まず最初に止まるのは生殖機能です。彼女の月経が止まった理由は、加齢ではなく、重度の気虚にありました。

しかし、西洋医学では、40代後半で生理が止まると、「ちょっと早い閉経」という扱いになってしまいます。そのため「治療の必要なし」と放っておかれてしまうので、何のケアもされずに彼女はうつの状態まで悪化してしまったのです。

今では見た目もすっかり若返った彼女を見ながら、私はつくづく「人の体は可能性に満ちていて面白い」と感じたのでした。

◆血虚体質の養生法

血が不足している血虚体質の人がまず最初にするべきは、「補血作用」のある食べ物、飲み物をとることです。特に、血を失いやすい生理中、妊娠・出産後、授乳中、ケガや手術のあとは意識的な摂取が必須です。

補血作用のある食べ物は、ナツメやクコの実、プルーン、ブルーベリー、赤もしくは黒い干しぶどうやいちじくなどのドライフルーツや、かぼちゃの種、カシューナッツ、松の実などのナッツ類などです。黒ごま、黒豆、ひじきなどの黒い食べ物も、血を補う効果が期待できます。また、軟骨やすじ、皮付きの肉類やレバー、赤身の肉や魚も、補血の力の強い食べ物です。

ナツメやクコの実は、お茶としてとるのもお勧め。紅茶といっしょにティーポットで煎じて飲んだあとは、残った実もおいしく食べられます。保温ポットでお茶に１～２時間浸けておくと味がよくなってよりお勧めです。

補血作用のあるツボは「湧泉《ゆうせん》」「三陰交《さんいんこう》」「神門《しんもん》」です。

「湧泉」は足の裏のくぼみの中央に位置しています。そこを親指で指圧したり、かかとからつま先に向かって湧泉を通り過ぎるようにさすってもよいでしょう。

「三陰交」は、足の内くるぶしから骨にそって指４本分上、骨の際にあります。

血の不足から不眠を起こすことがありますが、そんなときには「神門」をツボ押ししてください。手首の内側にあるツボで、手首のしわの上、小指側のくぼみに位置しています。眠りが浅いといった悩みにも効果的です。

前にも述べた通り、女性は７の倍数で加齢の節目を迎えますが、特に35歳からは腎の衰えが始まるため、血だけでなく、気も不足しやすくなるときです。もともと血虚や気虚がある人は、特にこのころから際立って症状が現れるようになるのです。ここで補血

血虚体質のツボ

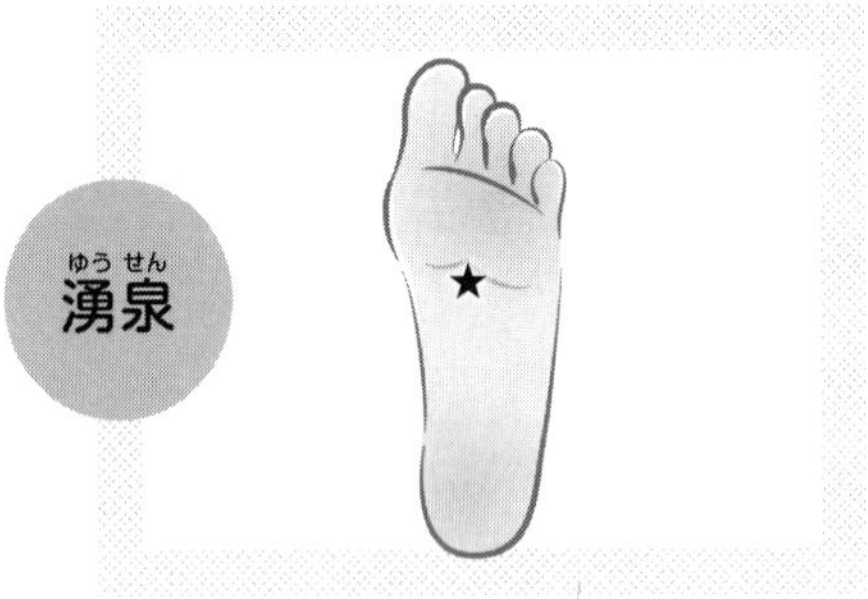

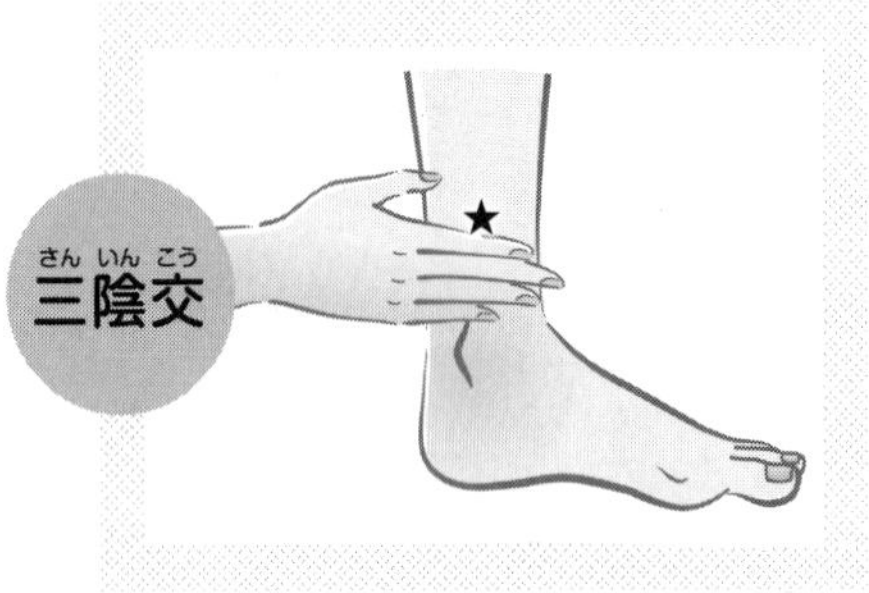

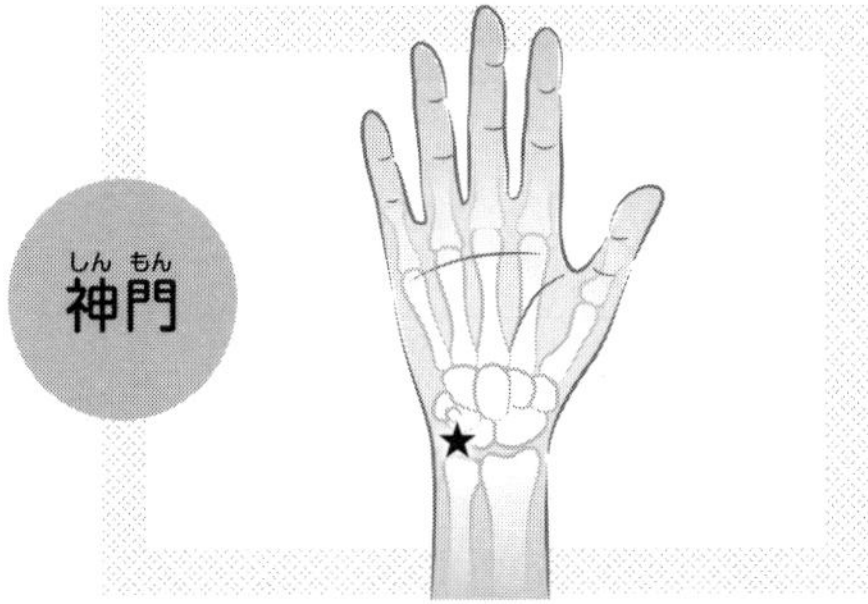

を始めることで、老化を緩やかにすることにつながるということを頭に入れておいてください。

血虚体質が避けるべきこと

気と同じように、血も睡眠中に養われるため、睡眠不足は厳禁です。特に深夜にその日に消耗され続けた血を補充する活動が盛んになるため、夜更かしをしないことも大切です。たとえ睡眠時間をたくさんとっても、夜の12時過ぎまで起きていてはダメ、ということです。

また、目を酷使することは血を消耗するため、長時間、スマホやパソコンの画面を見続けることも避けてください。特に夜は、消耗が激しくなるのでご法度です。

頭の使い過ぎも血を消耗するため、血虚体質の人は長時間、勉強や頭を使う仕事を続けることは、なるべく避けましょう。頭の回転が落ちたり、集中力や記憶力が低下したりしやすくなります。1時間ごとに休憩をはさみながらがお勧めです。

また、悩み事を長く抱え過ぎることも、無駄に血を消耗することになります。深刻な悩みであれば、一人で抱え込まずに、信頼できる専門家へ早めに相談することをお勧めします。

血虚を改善する漢方薬

血虚に昔からよく用いられているのが「帰脾湯《きひとう》」「加味帰脾湯《かみきひとう》」などで、医療用漢方製剤、一般用漢方製剤にもある、定番の方剤です。

帰脾湯に「柴胡《さいこ》」「山梔子《さんしし》」という2つの生薬が加えられたのが、加味帰脾湯。どちらも補血作用がありますが、加味帰脾湯は特に、精神的に不安定な症状が強い場合に選択されます。

また、双方ともに、気を補う補気作用も期待できる薬です。

さらに、保険適用外ですが、補血の代表的な生薬である当帰が70％含有されている「当帰養血膏《とうきようけつこう》（婦宝当帰膠《ふほうとうきこう》・婦人宝《ふじんほう》）」も使いやすく、味のよい漢方薬として人気です。

◆気滞体質の養生法

気の巡りの停滞で精神的に不安定になる気滞の大敵は、何といってもストレスです。精神的なストレスが特に気滞を悪化させてしまうので、可能な限りストレスを避けることが重要。とはいえ、仕事や人間関係を自分で完全にコントロールすることは難しいのが現状ですから、ストレスを受けたあと、それがたまらないようにこまめに解消することを習慣にしてください。

日本の女性は特に我慢強く、何か理不尽なことがあっても黙って耐えてしまう傾向があります。それが長期化すると、今度はより気滞が重症化した「気鬱《きうつ》」となり、それこそうつ病に陥ってしまいます。そうならないためにも、ストレスは全力で避ける、逃げる。受けてしまったときには解消する行動をとることで、対応していきましょう。

手軽にできるのは、できるだけ深く吸い込み、ゆっくりと吐き出す呼吸法です。しばらく繰り返すことで、気の運行を促す効果が期待できます。呼吸を行なっている間は、できるだけ呼吸そのものに集中したり、リラックスする音楽をかけてそれに集中すると、より効果的です。

また、瞬間的に頭に血が上るほどの怒りを感じたときは、口から息を「ハアッ！」といきおいよく吐き出します。怒りが収まるまで繰り返し行なってください。少し怒りが沈静化してきたら、静かな呼吸をしながら気持ちを落ち着かせます。

漢方では、香りのよいものには停滞した気を動かす「理気」の効果があると考えられています。シソや三つ葉、香菜（コリアンダー、パクチー）、クレソン、春菊、ローズマリー、ミントなどの香草を料理に使うとよいでしょう。シソ茶、ミントティーなど、お茶にしてもよいでしょう。

ミカンやレモン、柚子《ゆず》、オレンジやグレープフルーツなど、柑橘《かんきつ》系の香りも理気作用が強いので、それらの果肉を食べたり、皮を絞って香りを楽しんだりするのもストレス解消になります。

入浴するときにも、自分の好きな香りの入浴剤を使うとより効果的です。

ストレス解消には、「膻中《だんちゅう》」や「労宮《ろうきゅう》」といったツボを、呼吸法と合わせてやさしく

気滞体質のツボ

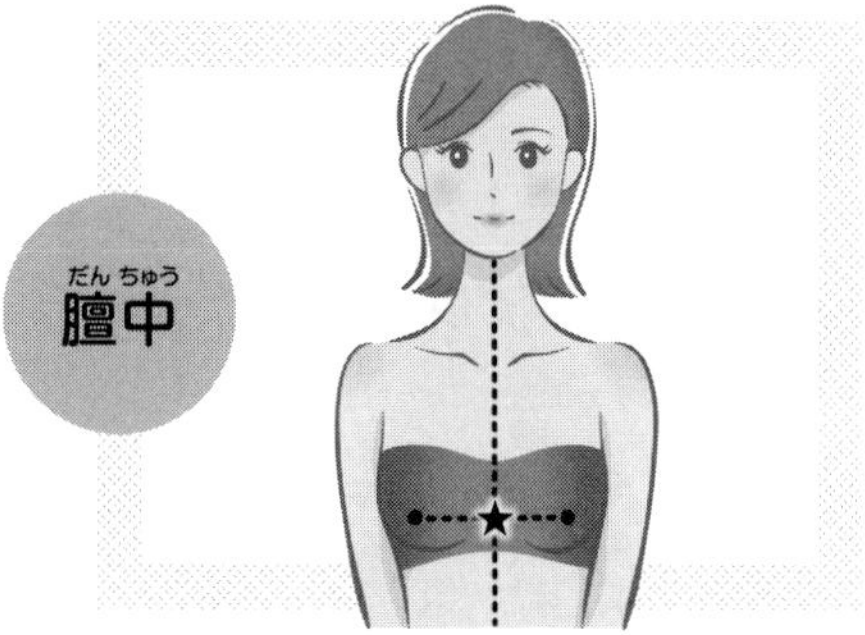

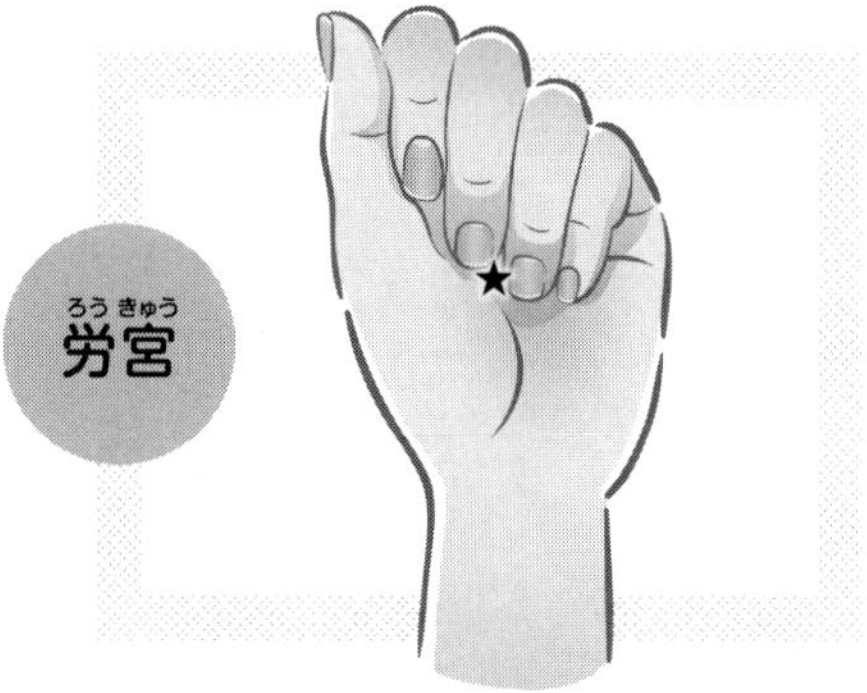

刺激するとよいでしょう。

気の流れを整える働きを持つ「膻中」は、左右の乳頭を結んだ線の中央に位置しています。人差し指、中指、薬指をそろえて、深呼吸をしながら上から下へなでおろしてください。気持ちが落ち着くまで繰り返します。

「労宮」は、手を握ったとき、薬指の先と中指の先が当たる間にあるツボです。反対側の手の親指の腹を、気持ちよいと感じる強さで押し込みます。職場でもストレスを感じたらすぐにこれを行なうと、気の巡りが悪くなるのを防ぐことができます。

また、ストレスに敏感な人は、意識的かつ定期的に自分の好きなことをする時間を作るようにしてください。多少お金をかけてもよいと割り切って、優雅なアフタヌーンティーやコンサートを楽しんだり、大好きなスターを追っかけたり。心から楽しいと思えることをすることが、気滞を一掃する薬になります。

気滞体質が避けるべきこと

ストレスに弱い気滞体質の人が、最重要で避けてほしいのが、不規則な生活です。特に、就寝と起床する時間は、できるだけ一定にすること。不規則な生活は自律神経のバランスを損なって、さらに情緒不安定になり、ストレスに対する脆弱性を高めてしまうからです。

スケジュールに合わせるのではなく、決まった就寝起床時間に合わせてスケジュールを決めるくらいの気持ちでいてください。

生理前は特に精神不安定になるため、規則正しい生活を守ることがより重要になります。同時に、気滞体質の人は、この時期に大事な決定をすることは避けてください。気分の浮き沈みが激しいため、あとで後悔する選択をする可能性が高いためです。大切なことは生理が終わってから決めることを習慣にしていきましょう。

気滞を改善する漢方薬

通常であれば、気滞に適用するのは「逍遙散《しょうようさん》」や「加味逍遙散《かみしょうようさん》」です。五臓の1つである肝は、気の運行と精神・情緒の安定を司《つかさど》っています。

肝はストレスでダメージを受けやすく、そうなると気の運行が停滞して気滞となります。この状態を「肝気鬱結《かんきうつけつ》」と呼びます。逍遙散や加味逍遙散は肝の働きを促して肝気鬱結の状態を改善し、精神的に安定させる効果がある漢方薬です。ＰＭＳにもよく使われています。

気滞で落ち込みが強く出るタイプは、気も血も不足している「気血両虚《きけつりょうきょ》」です。その場合は、加味逍遙散にプラスして、補気効果のある五加参を加えると、速やかに改善していきます。

激しいイライラには「女神散」

ただし、更年期など、強い気滞になると、症状がより強くなるため、逍遙散や加味逍遙散では効果が出にくくなることがよくあります。そんなときは、私は「女神散《にょしんさん》」を勧めています。

私の薬局では、イライラしてスタッフに暴言をぶつけたりする更年期女性は多いのですが、女神散をしばらく飲んでもらうと、ほぼ確実に穏やかになるので、効果の高さを感じています。

女神散も、医療用と一般用の両方があるポピュラーな漢方製剤です。中国にはない日本オリジナルの漢方製剤なので、私は中国で講演するときには、必ずといってよいほどこの女神散のすばらしさを紹介しています。

更年期の症状として、ほてり（ホットフラッシュ）やいきなりの発汗に悩む人も多いのですが、その場合には、この女神散に「知《ち》柏《ばく》地《じ》黄《おう》丸《がん》」をプラスしています。興奮しやすい体をしずめて、加齢で衰えた腎をサポートする「補腎」の効果が高い薬で、中国では古くから使われている処方です。こちらは医療用がないので保険適用外ですが、一般用漢方製剤として販売されています。

第2章で、7の倍数の年齢は女性の節目だとお伝えしましたが、42歳から49歳にかけては、性的なエネルギーが一気に下降していくプレ更年期の時期を迎えます。イライラしやすいと同時に、不安やうつっぽさも出てくるでしょう。

このときに、気滞を放っておくと、本格的な更年期の時期になって、怒りがコントロールできなくなったり、うつ病になってしまうことにもなります。

その日のストレスはその日のうちに解消することはもちろん、漢方薬を上手に使って乗り越えることをお勧めします。

◆寒邪体質の養生法

体温が低く、体が冷えている寒邪体質は、必ずといってよいほど、瘀血体質へとつながっていきます。寒邪を放っておくことで血の巡りが悪くなっていき、それが長期化することで瘀血体質になります。寒邪から瘀血、瘀血から子宮筋腫や子宮内膜症、そこから不妊症……といった負のループに突入しないためにも、日々の養生を今すぐ始めていきましょう。

するべきことは、体を冷やさないこと。寒邪体質では薄着は厳禁です。夏場でもエアコンがある場所では、袖《そで》のある服を着ること、スカートよりはパンツスタイルが無難です。特に冬場は、首、手首、足首と、人体にある5つの首は、露出させずに温めておくことが大前提です。

内側から体を温める薬味を日常的にとることも有効です。唐辛子、生姜、ネギ、にんにく、ニラ、玉ねぎなどは、毎日の料理に取り入れてください。穀物ならもち米、肉類なら羊肉、シカ肉が、体を温める効果が高い食品です。これらを薬味やスパイスと合わせて温かな料理にしてとるとよいでしょう。蒸してから乾燥させた生姜「乾姜《かんきょう》（182ページ参照）」やシナモンも、体を温める作用が強いので、黒砂糖を加えたシナモンティーや乾姜を煎じた乾姜茶、乾姜と生姜の両方を合わせて煎じた「双姜茶《そうきょうちゃ》」もよいでしょう。よもぎ茶や紅茶も、冷え性を改善してくれます。

寒邪体質の人は生理痛が特に重いのですが、温めることで痛みが緩和しやすいといえます。下腹部と尾骶骨《びていこつ》のあたりに使い捨てカイロをあてると効果的です。

ある患者さんは、温かい飲み物用のペットボトルの中身を空け、心地よい温度のお湯を入れてカイロ代わりにしていました。タオルで巻いて、寝るときもそれを抱えて寝ているそうで、とてもよいアイデアだと思いました。

体を温めるためのツボは「関元《かんげん》」と「腎兪《じんゆ》」です。

「関元」は、おへそと恥骨を結んだ線のちょうど中央に位置しています。指圧するほか、先に述べた通り、カイロをあてるととても心地よいのでお勧めです。

寒邪体質のツボ

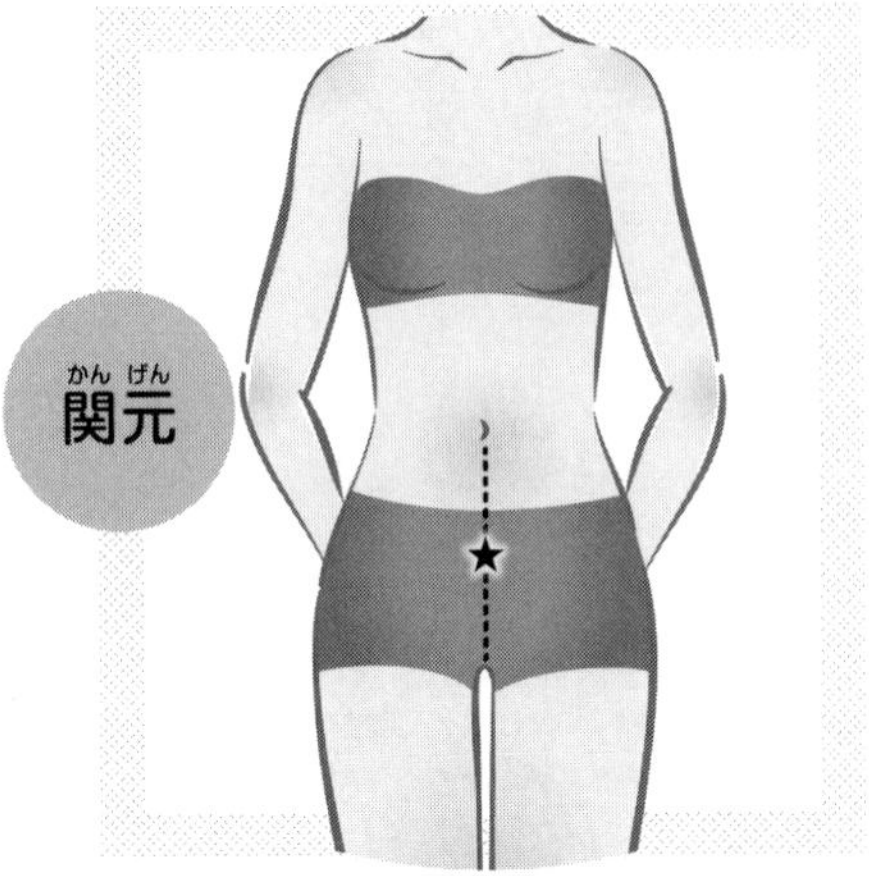

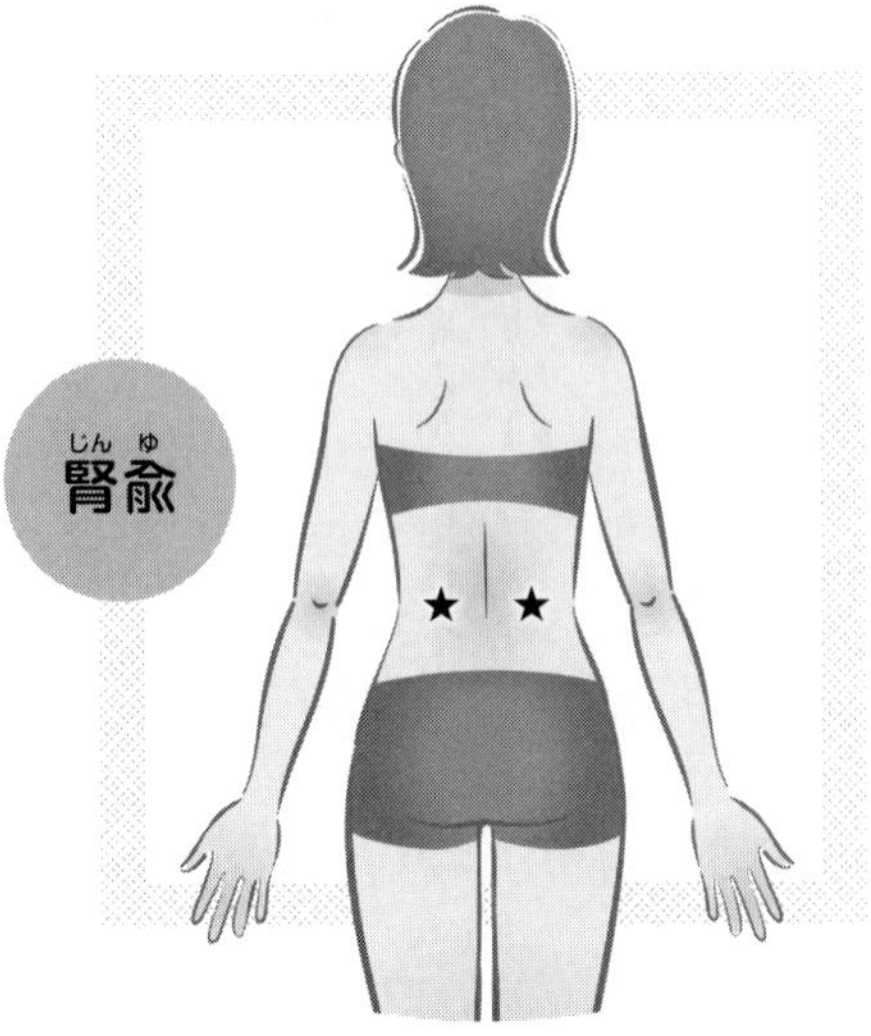

「腎兪」は腰の左右にあるツボで、骨盤の上の端と背骨を結んだ線の上、背骨から指2本分外側の位置にあります。ウエストをつかむように指をあて、気持ちいい強さで押し込んだり、マッサージしたりすると、下半身が温まってきます。

寒邪体質が避けるべきこと

冷たい飲食物は、季節を問わずNGです。氷の入った清涼飲料水は避けてください。真夏でも、飲み物は基本的には常温にしましょう。

生野菜やアイスクリームなども、体をてきめんに冷やしてしまいます。野菜は火を通して食べることを基本にしましょう。

生野菜を食べたいときは、ネギや生姜、にんにく、唐辛子など体を温める効果の高い薬味やそれらが入ったドレッシングと合わせてとるようにしてください。アイスクリームも、ときには食べてしまうこともあるでしょう。そんなときには、食後には必ず、温かいお茶で胃腸を温めることを忘れないでください。

寒邪を改善する漢方薬

普通の生姜でもよいのですが、先にも挙げた乾姜は、より強く体を温める効能があるので、常備しておくと便利です。

乾姜は、漢方薬局でも購入できますが、自宅で作ることもできます。生姜を皮付きのまま、1ミリくらいの厚さにスライスし、蒸し器などで30分ほど蒸したあと、ザルに並べて天日干しにします。1週間ほどでカラカラになったらできあがりです。そのままでもいいですし、茶葉とブレンドしてティーポットに1つまみ入れて煎じれば、おいしい生姜茶ができます。

よもぎ葉（ヨモギの葉）も、お茶にしたり、入浴剤にしたりすると、冷えない体に整えてくれます。こちらも漢方薬局で購入することが可能です。

女性の寒邪改善に使われる漢方薬としては「温経湯《うんけいとう》」がよく知られており、医療用と一般用の漢方製剤があります。ただし、先に述べた通り、寒邪は瘀血へ直結しているため、私は多くの場合で瘀血を改善する効果が高い芎帰調血飲第一加減や桂枝茯苓丸に、乾姜を加えることを選んでいます。

また、日常的に冷たいものを飲食することで寒邪体質となったケースには、胃腸を温める「温中《おんちゅう》」効果のある漢方方剤「安中散《あんちゅうさん》」を加えることもあります。

寒邪が高じて、悪寒を伴う風邪を引いたときには、漢方薬が回復をスピーディにしてくれます。寒気を伴う風邪の初期症状に用いられるものとして、最も有名なのは「葛根湯」でしょう。体を温めると同時に、首や背中の筋肉のこわばり緩和にも効果的です。「桂枝湯《けいしとう》」も、寒気を伴う風邪の初期に、中国で昔から用いられている漢方薬です。養生にも登場した桂枝（シナモン）が主成分で、生姜も含まれている、体を温める効果が高い薬です。

鼻水・鼻炎が主訴の場合には、「小青竜湯《しょうせいりゅうとう》」があります。肺を温め、痰《たん》を切る効果が高い薬です。ただし、胃腸が弱い人の場合には胃疲れを起こすことがあるため、該当する人は注意が必要です。

いずれも医療用、一般用ともに日本で使われている漢方製剤です。

◆熱邪体質の養生法

余分な熱が体にたまっている熱邪体質がするべき養生としては、水中での運動習慣をつけることと、熱を冷ます食事、この2つが2本柱となります。

熱邪は血液がドロドロになりやすいため、高血圧や糖尿病のリスクが高いといえます。そのため、適度な運動を習慣にすることで、血管の劣化を予防することが必須です。

体に熱がこもりやすい熱邪体質の人は、暑さに弱い反面、冷えにくいということから、私は水中での運動を推奨しています。水泳のほか、水中でウォーキングやエアロビクスなどをするのもよいでしょう。

私は泳げないので、プールへ行くとよく水のなかで太極拳や気功をやっています。数年前に東南アジアのリゾートへ出かけたときにも、子ども用のプールで水中太極拳をして体を動かしていました。しばらくすると、それを見ていた高齢のフランス人マダムが「それは何？　踊っているの？」と尋ねてきたので、私は「"qi gong（気功）" in water」と適当に名前を付けて答えました。すると、彼女は目を輝かせて「ぜひ、私にも教えてください」と言ってきたのです。結局、その日は午前中いっぱい、マダム相手に水中太極拳教室を行なうことになりました。その後、マダムから「あなたを遠くから見ていた夫には、タコ踊りにしか見えなかったようよ」と言われ、思わず笑ってしまいました。

こうした太極拳やウォーキングであれば、軽い運動なのでやり過ぎる心配はありませんが、熱邪体質の人は基本的には疲労を感じにくいところがあるので、頑張り過ぎないように時間や強度は加減してください。

体内の熱を冷ます食べ物は、キュウリやニガウリ、ズッキーニやナス、冬瓜《とうがん》など、夏が旬の瓜系の野菜です。その他にもトマトやとうもろこし、オクラなどの夏野菜も同じ作用を持ちます。果物も、体をほどよく冷やしてくれるものが多いので、間食や食後のデザートにするとよいでしょう。

体の熱を冷ましてくれるお茶は、緑茶、発酵度の低いウーロン茶、菊花茶、桑の葉茶、ミントティーなど。気虚を持ち併せている場合は、冷たいものの飲み過ぎで悪化するため、その場合は常温かホットで飲んでください。

体の熱を冷ますツボは「合谷《ごうこく》」と「解谿《かいけい》」です。

「合谷」は手の甲側、親指と人差し指の骨が交わる位置にあるツボで、刺激することで上半身の熱やほてりを取ってくれます。

「解谿」は足首の前面、甲側中央にあるツボ。足の親指と人差し指から足首に向かって伸びる腱がぶつかる位置にあります。

熱邪体質が避けるべきこと

脂っこい食べ物は、体に熱がたまるのをエスカレートさせるので、控えめにすることをお勧めします。揚げ物や脂身の多い肉類、クリーム系のデザートなどは、たまの楽しみにしておきましょう。

アルコールの飲み過ぎ、辛味の強い香辛料のとり過ぎも避けたほうが無難です。

熱邪体質のツボ

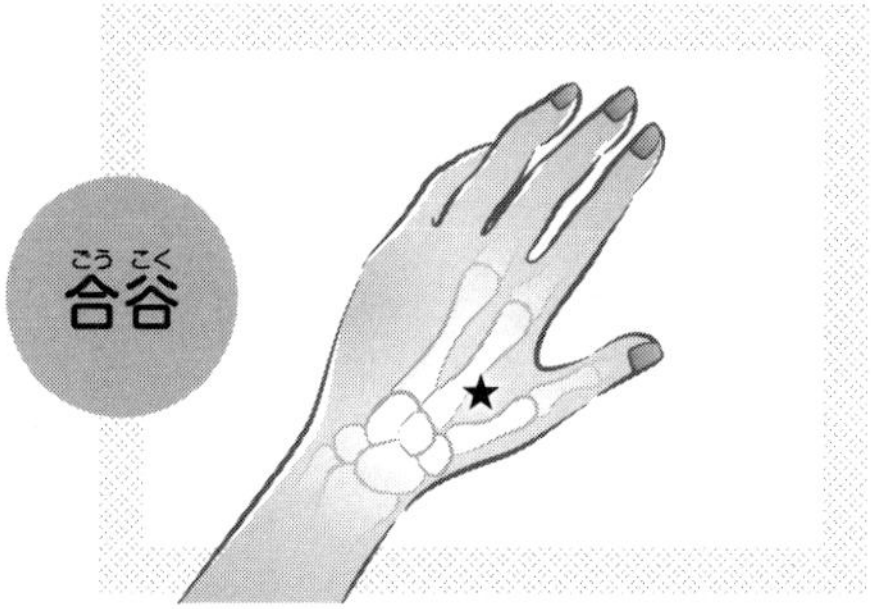

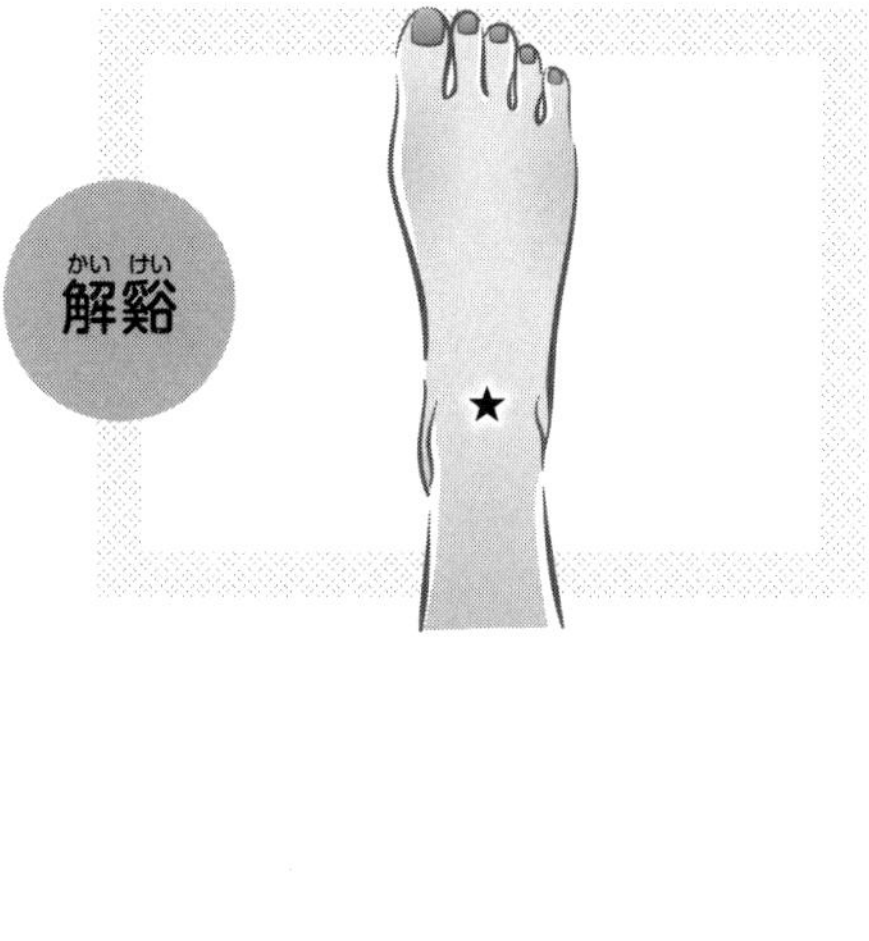

熱邪を改善する漢方薬

特につらい症状がない場合は、養生だけで十分です。熱邪が悪化したことで、ニキビや吹き出物など、肌のトラブルが出てきたときには、「金銀花《きんぎんか》」（スイカズラの花）や「馬歯莧《ばしけん》」（スベリヒユ、五行草《ごぎょうそう》）、「蘆薈《ろかい》」（アロエ）、十薬《じゅうやく》（ドクダミ）、野菊花《のぎくか》（野生種の菊。菊花茶の菊花より小ぶりで苦味が強い）、蒲公英《ほこうえい》（タンポポ）などの生薬を、単品、もしくは組み合わせて使うことがあります。

五行草やアロエは健康茶として販売されているのもときどき見かけるので、それを利用するのも一手です。

熱邪の症状が強く、単品の生薬で抑えられなくなったときは、漢方製剤の「温清飲《うんせいいん》」が使えます。こちらも医療、一般用の両方が流通しています。

また、長期に渡る熱邪が瘀血を誘発してしまうケースも珍しくありません。漢方の一分野である「温病学《おんびょうがく》」においては、熱邪と瘀血、両方の体質が重なり合うと「血熱《けつねつ》」という状態に陥ると考えられています。すると、ほてりやのぼせ、発熱や目の充血、口やのどの渇き、頭痛、便秘、ニキビや吹き出物などが症状として現れるのです。

このケースには、温病学で用いられる漢方薬「犀角地黄湯《さいかくじおうとう》」に由来する、「清営《せいえい》顆粒」が効果を発揮します。清営顆粒は保険適用はなく、現在、国内で流通しているのは一般用漢方製剤のみです。

（３）不妊治療と漢方

漢方における不妊治療の考え方

最後に、漢方で行なわれる不妊治療について、お伝えしておきたいと思います。

生理痛を放置した先には不妊があることを、これまで繰り返しお伝えしてきました。初期段階で対処することがもちろん理想的ですが、いざ、不妊症であることが発覚してからでも遅くはなく、漢方が力になれることを、ぜひ知っていただきたいと思います。

漢方における妊活の歴史は古く、先に述べた１８００年前に記された『傷寒雑病論』

の「金匱要略《きんきようりゃく》」にすでに記されていることからも、それは明らかです。歴代王朝の宮廷医官は、妃《きさき》たちの妊活に並々ならぬ力を注いでいたことが、そこからは伝わってきます。古代中国の宮廷を舞台にした歴史ドラマを見ても、そういった描写がよく出てきます。妃たちはできるだけ早く、そしてできるだけ多くの皇嗣《こうし》を産むことが、宮中での位を保つことにつながりました。そのため、宮廷医官たちも妊活の腕を磨くことに注力し、しのぎを削り続けたことから、漢方では妊活の膨大な臨床と経験が積まれたという背景があります。

西洋医学では、排卵はしているか、卵管に詰まりはないかなど、様々な検査をすることで、妊娠できない理由を探ります。理由がわかれば適切な治療ができますが、「原因不明」とされる率も少なくありません。こうなると治療法も見出せず、行き止まりになってしまうため、精神的な負担も膨らんでしまいます。

漢方では、すでに述べた通り、問題があると思われる場所だけを見るのではなく、全体を見ます。つまり、卵巣や子宮だけではなく、五臓六腑、気、血、水、精の状態すべてを見て、バランスの崩れを見出し、それを正すことで妊娠しやすい体を目指します。

つまり、女性ホルモン、卵子の質、受精卵が着床する子宮の状態、すべてを一度に整えていくのが、漢方の不妊治療の目標になります。

同時に、心身の調子を全体的に底上げすることも重要です。先に述べた通り、漢方における人体の全体性、心身の統合に即して考えてみれば、心と体のどこかに不調があれば、妊娠にもマイナスの影響が出やすいということになるからです。特に、妊娠のプレッシャーが長期化することで心が落ち込めば、心と体は互いに影響し合うことから、知らず知らずのうちに体も蝕まれてしまいます。その結果、気滞となり、それが瘀血を呼んで気虚・血虚へと流れ込む……という人が少なくありません。それを防ぐためにも、心身のコンディションをしっかり整えておくことが欠かせないのです。

病院で不妊の原因がわからないといっても、漢方的に見てみると、ほとんどの場合で、生殖を司る腎の衰えと、血の巡りが停滞する瘀血があることがわかります。

特に、私のところへ不妊相談に来る日本女性たちのほとんどに、この腎の衰えである「腎虚」が目立ちます。相談者のうち７割以上が不妊症もしくは不育症に悩む方たちで、年齢でいえば40代が圧倒的多数。ときどき30代の方がいる……といった具合です。その方たちはたいてい見た目には若々しく、老化しているようには見えません。しかし、その一方で、生殖のためのパワーは確実に老化しているのです。

腎虚には「腎精不足タイプ」と「腎気不足タイプ」の2タイプがあります。腎精不足は見た目が老けてしまうのが特徴で、髪や肌の衰えや体格の変化に著しく現れます。一方、腎気不足はいわば腎の気虚であり、こちらは性行為や生殖のための行動が低下するのが特徴です。

そして、私の30年以上の日本での相談経験からいえることは、日本女性の不妊・不育体質、そして日本人カップルの性行為の少なさは、まさしくこの腎気不足からきているということです。腎気不足になると、見た目には若くても、排卵で良質な卵が排出されにくくなり、妊娠しにくい体になってしまうのです。

腎虚に対しては、伝統的には腎精を補う「六味地黄丸《ろくみじおうがん》」「杞菊地黄丸《こぎくじおうがん》」などが使われますが、腎気不足の日本女性には、いま一つ効果が足りないということがほとんどです。ところがそこへ、気を補う力が強い五加参や西洋人参を加えると、期待する効果がようやく現れる……ということがよくあります。そのこともまた、日本人女性の腎気不足の多さを表していると、私は常々感じています。

瘀血が強い場合には、活血効果の高い「芎帰調血飲第一加減」や「田七人参」「桂枝茯苓丸」などを必要に応じて組み合わせていきます。

ストレスでイライラが強い場合には、気の停滞を防ぐ「女神散」や「逍遙散」を組み合わせることもあります。

漢方の不妊治療には、これらの薬を生理周期に合わせて変えていく「周期療法」があります。月経期、低温期～排卵期、高温期の３～４つの時期に分け、その状態に合わせて漢方薬を飲み分けることで妊娠しやすくする、というものです。

日本で大変人気の高い療法ではありますが、周期療法が効果を現すのは、高温期と低温期の波がはっきりと出ている比較的健全な生理周期を保っている場合です。日本の不妊治療を望む人たちの多くは高齢であること、そして婦人科系の不調が長期にわたっている複雑なケースが多いことから、第一選択としては周期療法が適さない場合が多いと私は考えています。

そのため、生理周期にこだわらず、私はそのときの自分の体に合わせた漢方を選択するのがベストだと考えています。つまり、これまでお伝えしてきた体質改善に努めることが第一歩、というわけです。

生理痛が重い、生理が来ない、卵の質が悪い、着床しない、流産を繰り返している……そんな直面している問題があり、その原因となっている体質があるはずです。先に述べた通り、いくつかの体質を併せ持っていることが多いので、それを漢方的に分析して体質改善に専念することが第一歩です。

私のところへ相談に来る方たちも、ほとんどが複雑な体質を持ったケースです。

ピルの服用で瘀血に、40代で腎虚が重なり不妊になったケース

長年の瘀血をこじらせ、不妊に悩んでいたある女性も、その1人でした。

彼女は20代からアメリカで働くなかで、重い生理痛のためにピルを飲み続けていた方です。じつに12年以上も服用していたということでした。帰国後、日本で役員秘書として勤務しながら、42歳のときに不妊治療を始めたといいます。ところが、ピルを中止しても排卵が起こらず、体外受精もうまく進まない……ということで、44歳のときに私の

ところへ相談に来るようになりました。

先に、月経を「ダムの放水」にたとえましたが、じつは月経は古いものを外へ一気に排出する、月に一度の体の大掃除という役割もあるのです。ピルでその掃除を止めてしまうことは、古いものをずっと体に留めるということになり、より瘀血を悪化させてしまうことにつながります。彼女の場合は長期のピルの服用と重症の瘀血、44歳という年齢による腎虚もあり、卵巣も子宮も力を失っていた状態でした。

そこで、まずは瘀血をしっかり取る「芎帰調血飲第一加減」と、腎にエネルギーを与える「五加参」を組み合わせて使ってもらうことにしました。卵巣力を底上げするにしても、子宮力を上げるにしても、まずは血の巡りをよくして栄養に富んだ血を卵巣や子宮に運ぶことが必要です。

血が十分に届くことで、卵巣もふっくらとして重さを増し、卵の質も増してくるのです。子宮内膜も厚くなり、ふかふかの状態になって着床の確率も上がります。

果たして、彼女も半年経過したあたりの採卵で、1つの胚盤胞《はいばんほう》（着床できる状態に変化した受精卵）が採取でき、その後まもなく、見事妊娠することができました。今、彼女は妊娠31週となり、順調に赤ちゃんが育っているとのことです。

熱邪から瘀血に進み、不妊になったケース

また、さらに複雑なケースとして「熱邪＋瘀血」から不妊に至ることもあります。熱が体にこもる熱邪は、瘀血とは関連が薄いように思えますが、先に述べた通り、瘀血をこじらせるのは冷えだけではなく、熱が体に長期間こもってしまうことでも悪化させてしまいます。

熱邪から瘀血を悪化させ、不妊となった42歳の女性が、まさにそのケースでした。彼女は3年間、体外受精にチャレンジしていましたが、よい排卵が起こらず、結果が得られない日々が続いていました。初めて私のところへ来たとき、私はひと目で「熱が体にこもっている」とわかりました。というのも、彼女の顔は長年のアトピー性皮膚炎で赤黒く変色し、まつげも眉毛もすべて失った状態だったためです。アトピー性皮膚炎は、熱邪体質によく見られる症状の1つです。

私がまずアトピーの症状について質問を始めたところ、彼女は「アトピーは昔からな

ので、慣れっこなのでいいんです！　それより、不妊の話を進めてください」と少々気分を害した様子で言いました。

しかし、アトピーと不妊は無関係ではありません。先に述べた通り、彼女は長年、体のなかで強い熱をこもらせ続けたために、瘀血をこじらせてしまっていたのです。そのために、妊娠力が著しく衰えてしまっていました。私はそれを彼女へ伝え、瘀血を取る漢方と、体の熱を取り除く漢方の2種類を組み合わせて飲んでもらうことを提案しました。

彼女は完全に納得した様子ではありませんでしたが、それでも漢方を飲むことを了承してくれました。ところが半年後、カンカンに怒った様子で薬局に電話をかけてきたのです。その内容は「私はアトピーを治してもらうために相談したんじゃない！　それなのに、肌だけがどんどんよくなって、ちっとも妊娠しないじゃないですか！　不妊を治すことに集中してください！」というものでした。

私はもう一度、彼女の体質について説明し、「アトピーも不妊も、漢方的に見れば、根は1つ。体質に問題があるんです。そのため、治療は分けられません。いっしょに治していくしかないんですよ」と話しました。

するとまたしても、渋々、彼女は引き下がり、その後も漢方を続けながら体外受精の再チャレンジもすることになりました。

すると、しばらくして彼女から「待望していた胚盤胞が採れました！」という連絡が入ったのです。私も彼女もそれでホッとしたのもつかの間、彼女は夫の仕事の都合でアメリカへ移住することになりました。

ひとまず東京の病院で胚盤胞は凍結し、「アメリカで落ち着いたら、一時帰国してまたチャレンジすれば大丈夫。体を整えておいてね」と私は送り出しました。

そして渡米から半年後、再び彼女から電話が来たのです。電話口に出たところ、「先生、私、自然妊娠しました！　今、妊娠10週目です」と彼女はうれしさから号泣しながら、報告してくれたのです。私が喜びの声を上げると「先生、じつは私、もう1つすごくいいことがあったんです。写真を送るので、あとで見てくださいね！」とパソコンへメールを送ってくれました。添付された画像を開いたところ、そこにはつややかな肌に生まれ変わった、美しい女性がほほ笑んでいたのです。失っていた眉毛もまつげもきれいに整えられアトピーのあとはもうどこにも残っておらず、顔色も健康そのものでした。

彼女は「子どもにアトピー体質が遺伝したらどうしよう……」という心配も抱えていましたが、その後無事に生まれた女の子の肌は健全そのもので、幼稚園に通うようになった現在も、まったく問題のない健康な様子です。

しっかり熱邪と瘀血を取り、体質を改善することで、アトピーや不妊だけでなく、次の世代への懸念も払しょくすることができた、うれしい結果となりました。


ここまでに挙げた漢方薬は、ごく一部です。個々の体の状態によって、必要なものを足したり引いたりしながら、妊娠しやすい体のバランスをとっていきます。男性不妊にも対応可能です。

漢方で行なう不妊治療は、基本的には西洋医学の不妊治療との併用が可能です。体外受精を行なうときも、質のよい卵子をつくったり、着床しやすい厚くてふかふかな内膜をつくったりするサポートに漢方を活用することで成功率は高まります。

また、最近は高齢出産もどんどん増えています。出産してからすぐにプレ更年期、もしくは更年期に入る女性が少なくありません。そのようなケースでも、しっかり体を整えてから妊娠・出産したのと、ケアなしの場合とでは、出産直後はもちろん、5年後、10年後に大きな差が出てくることは確実です。

また、産後1年間ほどは授乳を続ける女性が多いと思いますが、私は授乳期間の間は妊娠・出産前後と同じぐらいの気持ちで気血を補い、体をしっかり整えてほしいと考えています。授乳中は生理がないとはいえ、「乳」は「血」ですから、当然ながらかなり気血を消耗しているはずです。

漢方には、「過去があって今がある」という考え方があります。今現在の妊娠、出産、産後、授乳期に行なった養生が、育児をするための体力や次の妊娠のしやすさにつながります。産前産後の気血の消耗は、老化と深く関わる腎に影響するため、養生なしでは産後一気に老け込むことにもなってしまいます。それもまた、次の妊娠に影響を与えます。

養生や薬などの漢方の知恵をぜひ利用して、心と体のバランスをとりながら不妊を乗り越えていってほしいと思います。

おわりに

日本で漢方の相談を行なうようになって、30年以上が経ちました。

それ以前は北京で漢方専門医として働き、来日してからは小児科医の父の強い希望から、大学院の研究室で発達障害の子どもたちの心理・生理について研究をしていました。

大学院で修士学位を取得した直後、「私はやはり婦人科が好き。体のことで悩んでいる女性たちの言葉を聞き、気持ちに寄り添いながら体を立て直すお手伝いがしたい」という思いがどうしても捨てられず、指導いただいていた教授や親に申し訳ないと思いながらも研究職を辞め、原宿の漢方薬局で女性専門の漢方相談に立つようになりました。

文部省からいただいていた奨学金も、研究を続けていれば約束された博士号も、もらえなくなっても全くかまわない。そうきっぱりと思えたのです。

それからさらに12年後には、流派や学派閥の垣根もなく自由にやりたいと思い、独立して東京・恵比寿に自分の薬局を開き、今に至ります。

30年間の漢方相談のなか、膨大な数の日本女性の話を聞き、体質を検証して漢方を選択し、経過観察をする。そうした経験値から得た知見については、国内外の中医学関連の講義を行なうことで、漢方の専門家たちと共有しています。薬局常連のある女性は「邱先生の薬局は女性の体の再生工場ですよね」と言ってくれましたが、知見を共有することで、全国各地にたくさんの再生工場ができることにつながれば、と考えています。

また、そうした広がりは、私たち専門家だけでなく、実際に漢方に触れてそのよさを実体験してくれた女性たちの間でも活発に行なわれています。これまで私のところへ相談に来てくれた女性の皆さんのなかには、大変強力な漢方のＰＲ大使になってくださっている方が少なくありません。生理の不調が改善したり、待望していた妊娠・出産に至ることができた女性たちは、親類や友人で生理に悩む人がいれば、積極的に自分自身の成功体験を語り、私のところへ連れてきてくれます。それも2、3人ではなく、5人、10人へと広がることが多いので、そこからも、婦人科に悩みながら解決法が見出せないでいる女性たちの多さを実感します。

漢方の専門家、そして漢方を体験した女性の方々が持つ情報の輪が大きく広がり、日本においても漢方的なケアが当たり前の世の中になることが、私の長年の夢です。その一助として、長年、日本にいたからこそ蓄積することができた知見を、こうして本書にまとめあげることができました。担当いただいた編集者の木村直子さんの後押しと熱意がなければ、書き上げることはできなかったと思います。心から御礼申し上げます。

本編でも繰り返しお伝えしてきましたが、10代、20代のころからの長期にわたる生理痛は、子宮筋腫や子宮内膜症といった疾患に直結し、妊娠や出産、更年期にも大きな影を落とします。婦人科の不調の波は、人生のなかで何度も形を変えて繰り返し女性たちをのみ込み、家庭生活や仕事を困難にしてしまいます。

日本の女性は押しなべて我慢強く、けなげに頑張る人が多いのですが、どうか、生理痛を我慢することはもうやめてください。痛みを無視したり、薬でごまかしたりせず、痛みの根本原因を解決することを選択してほしいのです。

痛みを取り去るためのヒントは、あなた自身の体に必ずあるはずです。痛みにつながる体質を見出し、それを改善する。そのために、漢方が大いに力になれるはずです。

本書を手に取っていただいたことをきっかけに、日本の女性全員が、生理痛とは無縁の人生を送れるようになることを願っています。

2023年6月

邱紅梅

【引用注】

（＊1） Erika Tanaka, Mikio Momoeda, Yutaka Osuga, Bruno Rossi, Ken Nomoto, Masakane Hayakawa, Kinya Kokubo & Edward C. Y. Wang「Burden of menstrual symptoms in Japanese women: results from a survey-based study」Journal of Medical Economics Volume 16, 2013 - Issue 11

（＊2） https://hurun.net/en-US/Info/Detail?num=6XIJV19GVWVC

邱紅梅（きゅうこうばい）

1962年中国生まれ。漢方専門桑《そう》楡《ゆ》堂《どう》薬局代表。北京中医学院（現・北京中医薬大学）医学部中医学科卒業後、同大学漢方専門外来で婦人科、小児科の医師として勤務。同時にWHO国際伝統医学協力センター（北京）の中医学基礎講師を務める。'89年に来日。'92年東京学芸大学大学院生理・心理学修士取得。現在は漢方相談の傍ら、中医学の普及のために日本国内、北京の母校で講義を行なう。著書に『わかる中医学入門』（燎原書店）、『生理で診断　体質改善法』（家の光協会）、『春夏秋冬 自分で不調を治す 漢方的183のアイディア』（オレンジページムック）、共著に『問診のすすめ　中医診断力を高める』（東洋学術出版社）などがある。

生《せい》理《り》痛《つう》は病《びょう》気《き》です

2023年7月30日初版1刷発行

著　者 ── 邱紅梅
発行者 ── 三宅貴久
装　幀 ── アラン・チャン
印刷所 ── 萩原印刷
製本所 ── ナショナル製本
発行所 ── 株式会社光文社
東京都文京区音羽1-16-6(〒112-8011)
https://www.kobunsha.com/
電　話 ── 編集部03(5395)8289 書籍販売部03(5395)8116
業務部03(5395)8125
メール ── sinsyo@kobunsha.com

 ISBN 978-4-334-04673-6

光文社新書

1262
世界視点で読む 企業戦略とアート
上坂真人

なぜ世界のトップ企業は事業としてアートに投資するのか。日本には何が欠けているのか。ビジネスとしてのアートの役割と活用法を、豊富な事例とデータから分析・提言する。

978-4-334-04669-9

1263
教養を磨く 宇宙論、歴史観から、話術、人間力まで
田坂広志

哲学の究極の問い／「運命」とは何か／「人生百年時代」の陥穽／「死」とは何か／二一世紀の「利他主義」——教養とは答えの無い問いを問い続ける力。21世紀の「新たな教養」論。

978-4-334-04670-5

1264
戦時下のウクライナを歩く
岡野直

突如始まったロシアによるウクライナ侵攻。破壊された街で、失われた日常に、そこに生きる人たちは何を思うのか。ジャーナリストが歩いて、見て、聞いた、市民による〝戦い〟の記録。

978-4-334-04671-2

1265
アフガニスタンの素顔 「文明の十字路」の肖像
青木健太

カブール陥落から2年——タリバン統治の実態は？　女性の権利は？　和平実現への道筋は？　そして日本が果たすべき役割は？　激変するアフガニスタン社会を広く深くリポート。

978-4-334-04672-9

1266
生理痛は病気です
邱紅梅

「我慢してやり過ごす」はNG！　日本女性の生理が社会の犠牲になっていること、その先に待ち受けるリスクを解説。原因を根本から解決する「養生」の方法を中医学をベースに伝える。

978-4-334-04673-6